何でも調べればわかる今、レジデントノートがめざすもの

創刊 22 年目となったレジデントノート。
皆さまの声を聞きながら、
「研修医が現場で困っていること」や「意外と教わらないこと」、
「研修中に必ず身につけたいこと」を取り上げます。

そして、研修医に必要なことをしっかり押さえた、
具体的でわかりやすい解説を大切にします。

救急外来や病棟はもちろん、新しい科をローテートするとき、
あるテーマについて一通り勉強したいときも
ぜひ本誌をご活用ください。

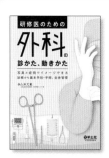

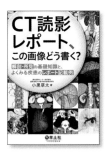

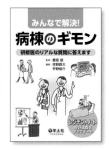

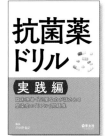

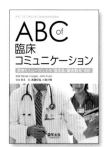

私たちはこれからも読者の皆さまと
ともに歩んでいきます。

羊土社

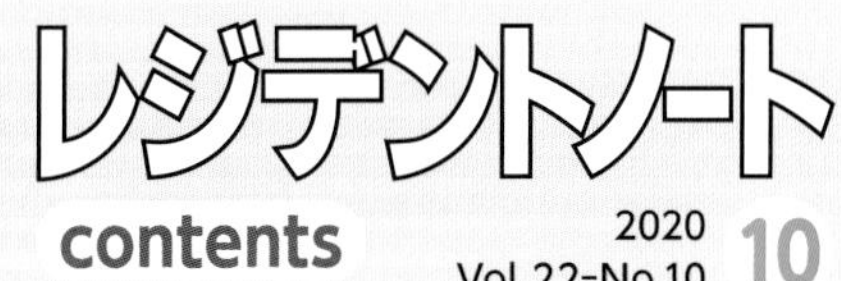

2020 Vol.22-No.10 10

特集

救急でもう騙されない！ミミックとカメレオン

紛らわしい疾患たちを見抜いて正しく診断・対処する

編集／松原知康（広島大学 脳神経内科），**宮崎紀樹**（医療法人社団晃山会 松江病院）

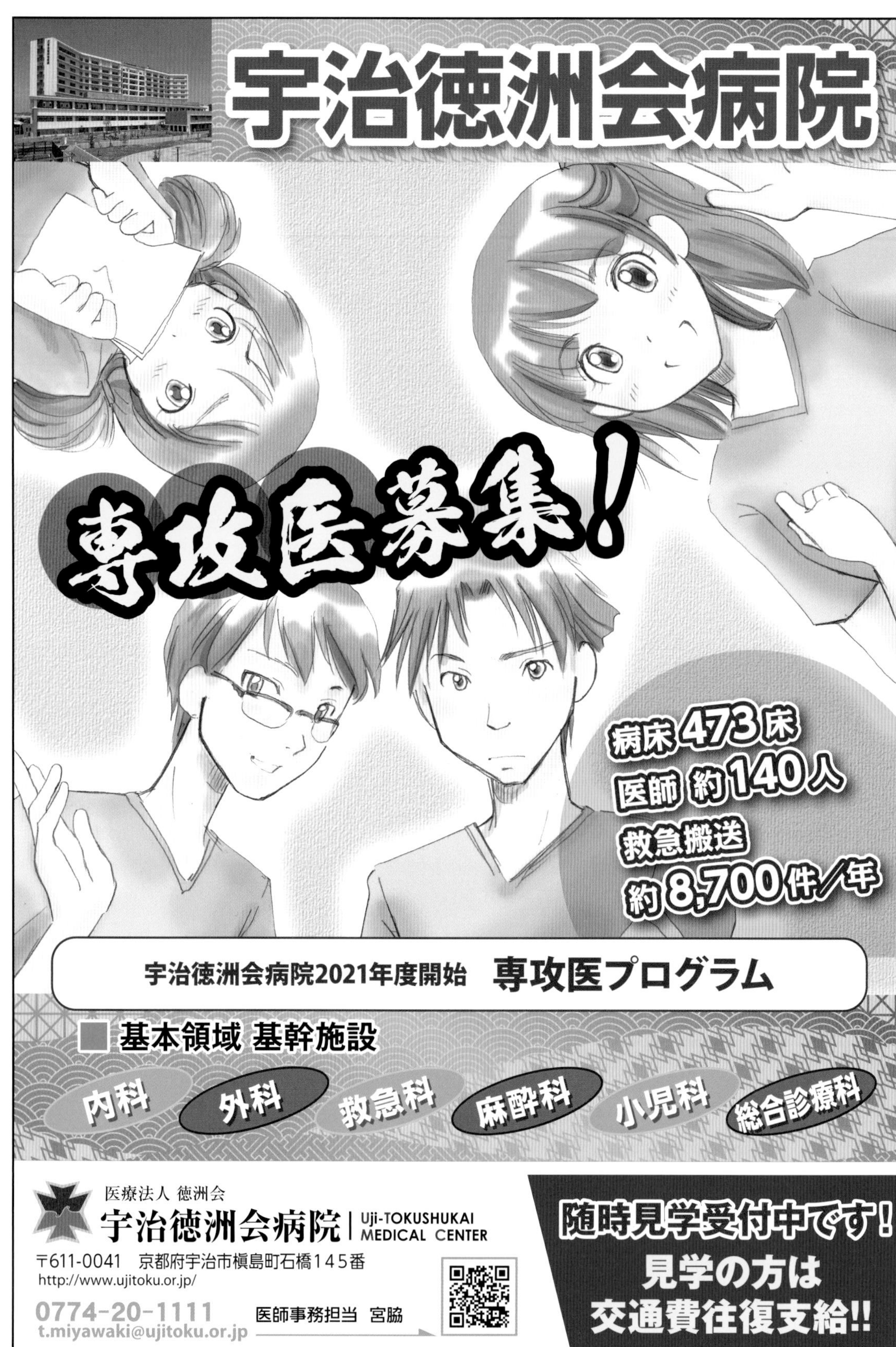
宇治徳洲会病院
専攻医募集!
病床473床
医師 約140人
救急搬送
約8,700件/年
宇治徳洲会病院2021年度開始　専攻医プログラム
基本領域 基幹施設
内科
外科
救急科
麻酔科
小児科
総合診療科
医療法人 徳洲会
宇治徳洲会病院 Uji-TOKUSHUKAI MEDICAL CENTER
〒611-0041　京都府宇治市槇島町石橋145番
http://www.ujitoku.or.jp/
0774-20-1111
t.miyawaki@ujitoku.or.jp
医師事務担当　宮脇
随時見学受付中です!
見学の方は
交通費往復支給!!

レジデントノート

contents

2020 Vol.22-No.10 10

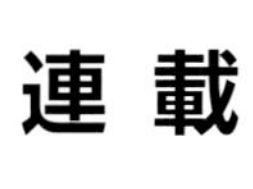

連載

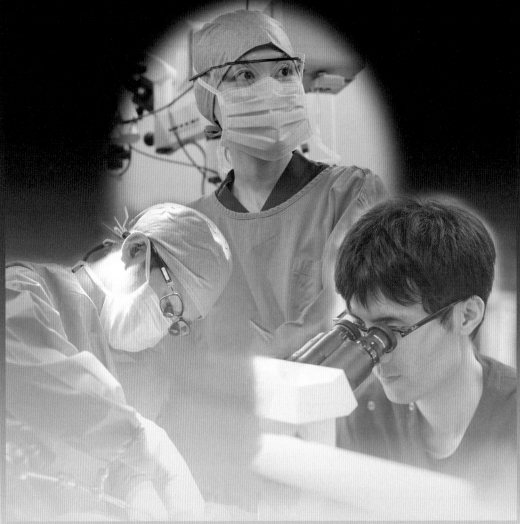

Case1

［救急画像編］

WEBで読める！

発熱と腹痛で来院した80歳代女性

（出題・解説）山内哲司

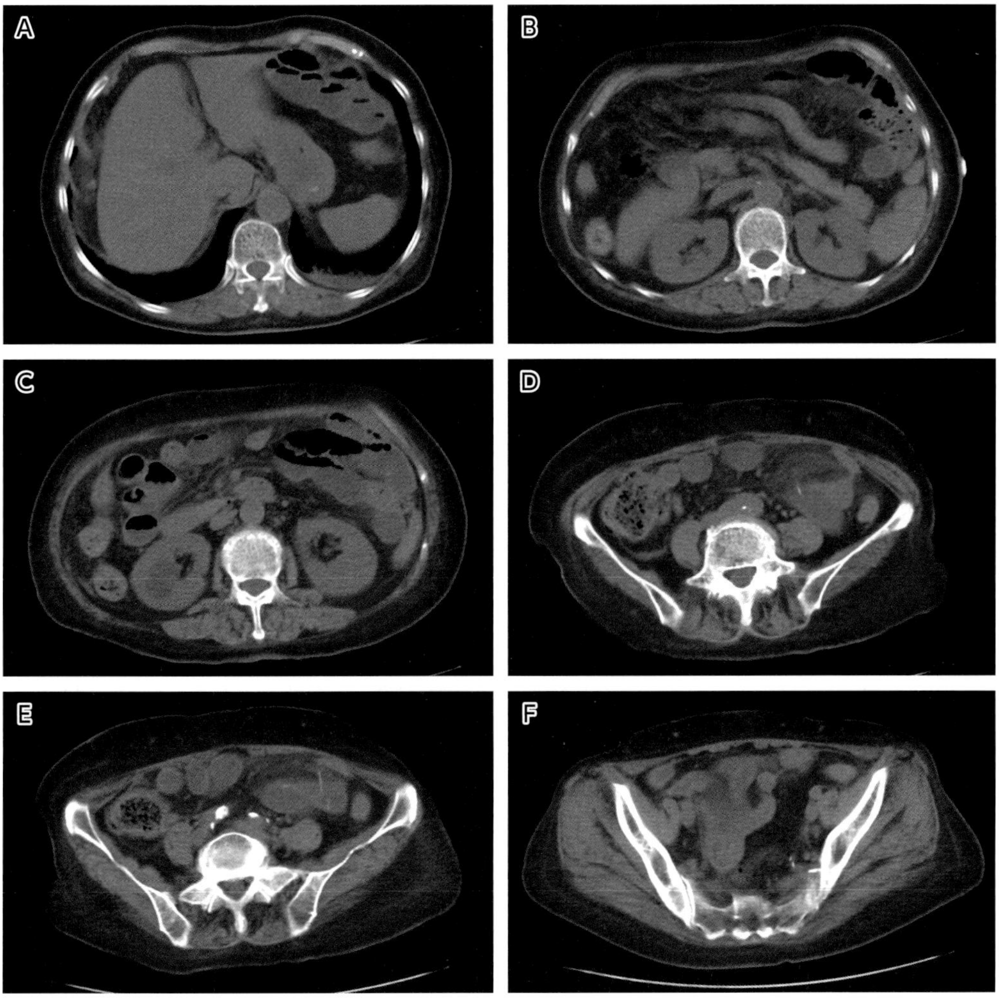

図　腹部単純CT
A～F）頭側から順に，ランダムな6スライスを提示．

病歴

病歴：3時間前から腹痛．自覚はなかったが，来院時発熱あり．
既往歴：胆嚢結石術後．
身体所見：体温37.4℃．腹部正中に圧痛，反跳痛あり．圧迫すると軽度の嘔気あり．
検査所見：血液検査上，炎症反応が上昇．

問題

Q1：腹部単純CT（図）の所見は？
Q2：診断は？

Satoshi Yamauchi
（奈良県立医科大学 放射線科・総合画像診断センター）

web上にて本症例の全スライスが閲覧可能です．

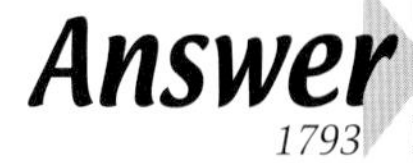

ある1年目の研修医の診断

拡張している小腸があるので，イレウスや腸閉塞かと思います．発熱も関係しているかはわかりません．

解答 魚骨誤飲による消化管穿孔

A1：左側小腸内から外部に突出するような線状の高濃度域が複数認められ（図D，E ➤），その周囲を中心に脂肪織混濁を伴っている（図D，E ➤）．

A2：魚骨誤飲による消化管穿孔．

解説

魚をよく食べる文化が根付く本邦において，魚骨の誤飲は決して珍しいことではない．一般的には高齢者が多く，これは口腔内の感覚低下や舌運動の低下，義歯の装着なども原因とされている．仮に魚骨の存在に気づいていてもそのまま飲み込む高齢者もいるようで，筆者が実際に研修医のときに経験した症例では「今まで飲み込んでも別に大丈夫だったから」という，高齢者ならではの武勇伝を聞かせてもらったりもした．

魚骨が消化・吸収されることは難しいが，確かにそのまま運よく直腸に達して便と一緒に排泄されることもあるのだろう（もちろん受診しないので，正確な確率はわからない）．しかし，本症例のように消化管のどこかでひっかかり，消化管壁を突き破る場合もある．穿孔部は小腸が多く，原因となる魚はタイ，カレイ，ブリなどが多いとされる．症状は急激に発症する腹痛，腹膜炎症状で，それに伴って蠕動低下を起こし，麻痺性イレウスの状態を起こす場合もある．一部は穿孔しても症状が軽微で，そのまま慢性的な肉芽腫形成の「核」になる場合もあるようだが日常的に遭遇する頻度はそれほど高くない．

画像診断にはCTが有用で，魚骨を疑う数cm程度の細い線状高濃度域が消化管内外を貫くように認められ，周囲の脂肪織濃度上昇や腹膜の肥厚が認められれば確診度は高い．注意すべきは本症例のようにfree airが認められない症例がある点である．これは魚骨が壁内に残っている場合，airが消化管から出るほどの孔ができていないためと考えられる．また造影CTのみを観察していると，高濃度の魚骨が見つけにくいことがある．どんなときでも単純CTの読影に手を抜いてはいけない．

今回は過去の本コーナーのようにキーとなるスライスのみを掲載すると診断が容易になりすぎると思い，いま流行りのオンラインミーティングで編集部と相談し，少し誌面での提示画像を増やした．より実践的な学習をしたい場合は前ページの二次元コードなどからアクセスして全画像を確認してほしい．やはり「撮影範囲から異常を見つける」ことが大切である．

なお2020年5月号ではPTPシート誤飲の症例を紹介している．こちらも消化管穿孔の原因となりうるため，あわせて確認しておくとよいだろう．

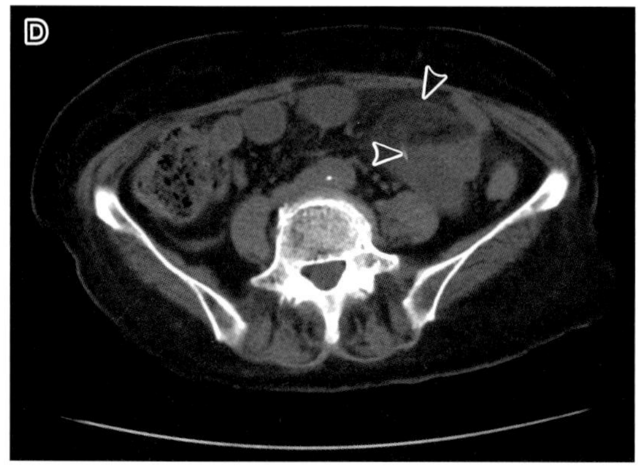

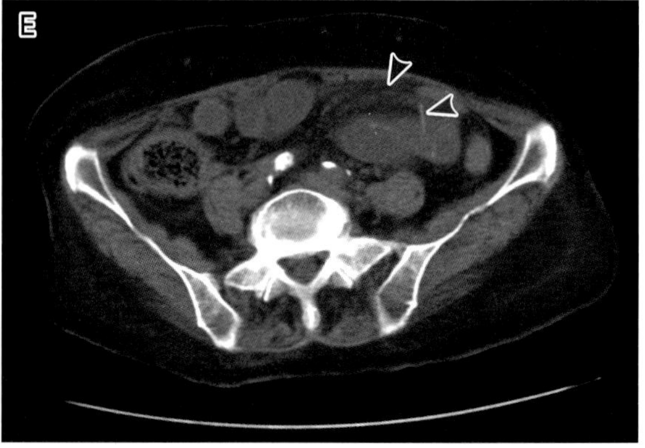

図　腹部単純CT

左側小腸から消化管外に伸びる線状の高濃度構造が認められ，魚骨を疑う（➤）．この周囲の腸間膜には脂肪織混濁が認められ，炎症の存在が示唆される（➤）．free airは認められない．

本コーナーはオンラインでもご覧いただけます：www.yodosha.co.jp/rnote/gazou_qa/index.html

呼吸困難の増悪を主訴に受診した30歳代女性

（出題・解説）川述剛士，山口哲生

Case2

［胸部編］

WEBで読める！

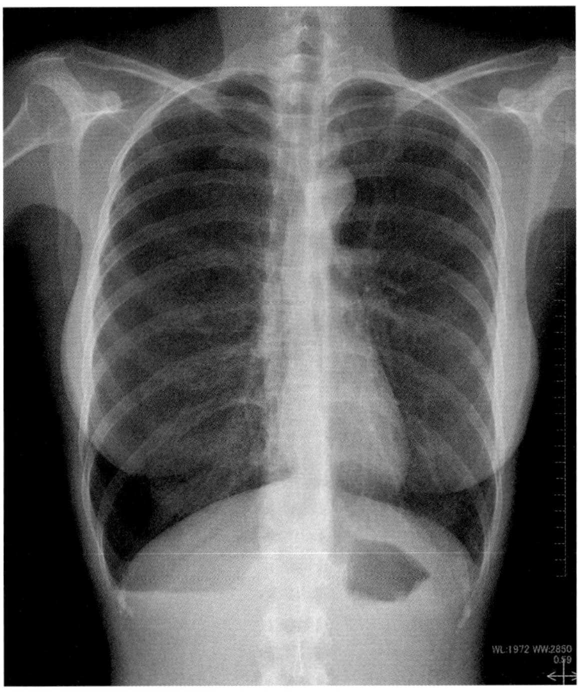

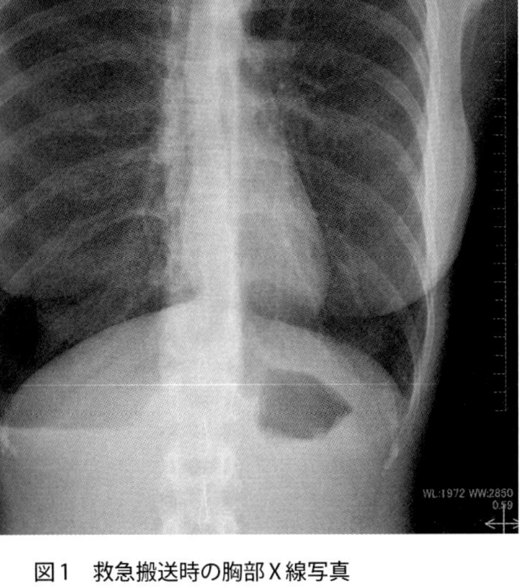

図1　救急搬送時の胸部X線写真

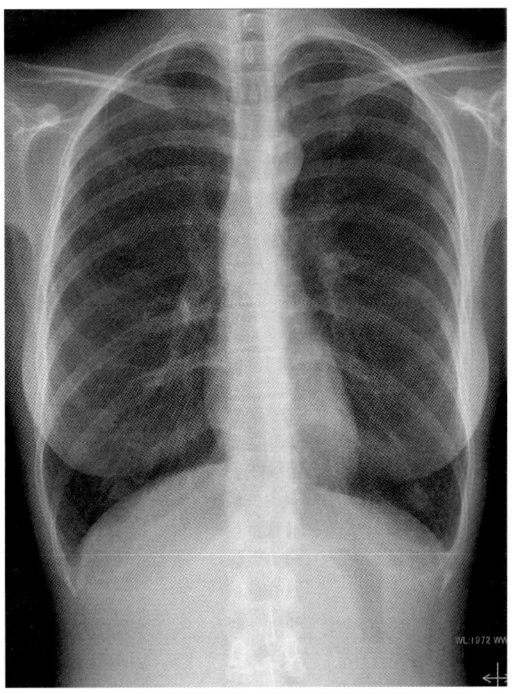

図2　初診時（3カ月前）の胸部X線写真

病歴

症例：30歳代女性

既往歴：子宮内膜症．**喫煙歴**：5本/日，20～26歳（ブリンクマン指数30）．

粉塵吸入歴：なし．**常用薬**：なし．

現病歴：20歳代までは無症状であったが，30歳代になってから階段昇降時の呼吸困難を自覚するようになった．労作時呼吸困難が徐々に増強するため3カ月前に当院初診となり，以後外来通院していた．今回，夜間就寝時に突然の呼吸困難の悪化を認めたため，当院救急搬送となり入院した．

入院時現症：意識清明，体温35.9℃，脈拍69回/分・整，血圧96/52 mmHg，呼吸数30回/分，SpO_2 91％（室内気）．**肺音**：右肺の呼吸音減弱あり．心雑音なし．

血液検査：WBC 10,700 /μL（Neut 57.9％），Hb 12.9 g/dL，Plt 32.6万 /μL．TP 6.7 g/dL，Alb 4.0 g/dL，BUN 7.0 mg/dL，Cr 0.42 mg/dL，AST 12 IU/L，ALT 9 IU/L，LDH 143 IU/L，CRP 0.07 mg/dL．PT 12.5秒，APTT 39秒，D-dimer 0.9 μg/mL．

問題

Q1：救急搬送時の胸部X線写真（図1）の所見は？

Q2：初診時の胸部X線写真（図2）から考えられる基礎疾患は何か？

Takeshi Kawanobe[1]，Tetsuo Yamaguchi[2]（1 JR東京総合病院 呼吸器内科，2 新宿つるかめクリニック）

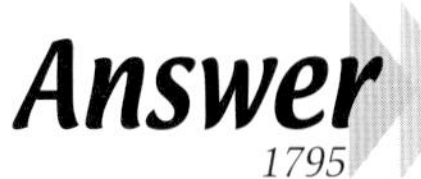

解答　リンパ脈管筋腫症に合併した続発性自然気胸

A1：右肺のⅡ度気胸を認める（図1➜）.

A2：横隔膜は第11肋骨より下にあり肺過膨張所見を認め，肋間腔の開大（図2⟼）と滴状心もある（図2➜）．肺気腫と同様の胸部X線写真であるが，30歳代と若年で喫煙歴も軽微である．肺ランゲルハンス細胞組織球症（pulmonary Langerhans cell histiocytosis：PLCH）も，わずかな喫煙歴からすると考えにくい．妊娠可能な年齢の女性であり，リンパ脈管筋腫症を第一に疑う．

解説

続発性自然気胸は，さまざまな呼吸器疾患に合併して起こりうるが，なかでも肺気腫によるものの頻度は高い．本例の胸部X線写真も，一見すると肺気腫を考えたくなるが，若年者で喫煙歴も乏しい点が合わない．若年性肺気腫ではα1-アンチトリプシン欠損症など遺伝的要因によるものが鑑別になるが，本邦では非常に稀である．さらに胸部CT写真（図3）を見ると，気腫性変化ではなく多発嚢胞の所見であり肺気腫は否定的である．一般的に気腫は壁構造をもたず低吸収域（low attenuation area：LAA）と呼ばれ，壁構造をもつ肺嚢胞（lung cyst）とは区別される[1]．進行した肺気腫では壁構造があるように見えることも少なくないので明確な区別が難しい場合もあるが，本症例は薄壁構造をもった嚢胞であり，嚢胞性疾患の鑑別を考えるべき所見である．嚢胞は両肺びまん性に多発しており，妊娠可能な若年女性であることも合わせるとリンパ脈管筋腫症（lymphangioleiomyomatosis：LAM）の可能性が高いと考える．右気胸に対して胸腔ドレナージを行ったが難治性であったため外科治療を施行し，切除した組織からLAM細胞を認め確定診断となった．

LAMは平滑筋様細胞（LAM細胞）が肺やリンパ節等で異常増殖する疾患であり，結節性硬化症（tuberous sclerosis complex：TSC）に合併する場合と孤発性の場合がある．TSCは顔面の血管線維腫，てんかん発作，知能低下を古典的三主徴とする疾患であり，本症例ではTSCの所見は認めないことから孤発性LAMである．病初期には嚢胞は軽度であるが，本例のように進行し多発嚢胞を呈した場合は，肺気腫と類似した胸部X線写真となる．

診断には組織学的検査によるLAM細胞の証明が必要であり，本例は気胸の外科治療時に採取した検体から診断した．気胸をきっかけに診断に至る頻度は比較的多く，36.9％であったとの報告[2]もある．また気胸は経過中に56.9％起きたとの報告[2]もあり，頻度の高い合併症である．疾患進行に伴う嚢胞の増加・増大と1秒率の低下が予後に影響するため，それらを抑えることが治療の目標となる．第一選択薬としてmTOR（ラパマイシン標的タンパク質）阻害薬であるシロリムスが用いられており，本例でも使用している．

妊娠可能年齢の女性が自然気胸を発症した場合，一般的には月経随伴性気胸を第一に鑑別するが，LAMの可能性も念頭に置くことが重要である．また嚢胞形成が進んだLAMでは肺気腫と類似した胸部X線写真を示すことを覚えておきたい．

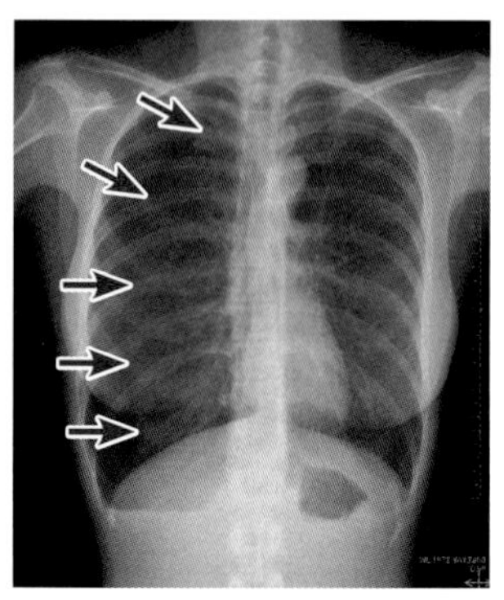

図1　救急搬送時の胸部X線写真

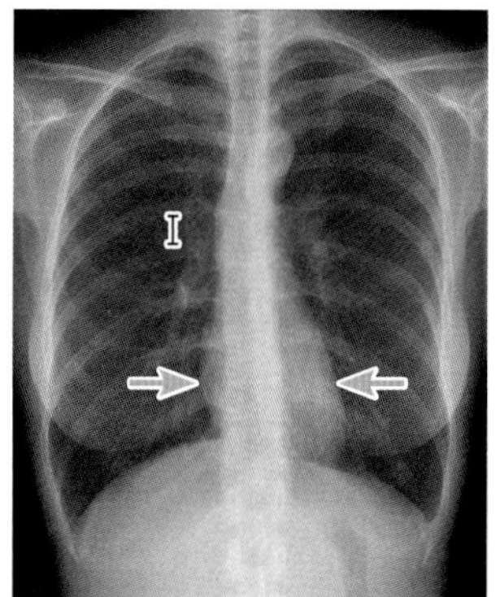

図2　初診時（3カ月前）の胸部X線写真

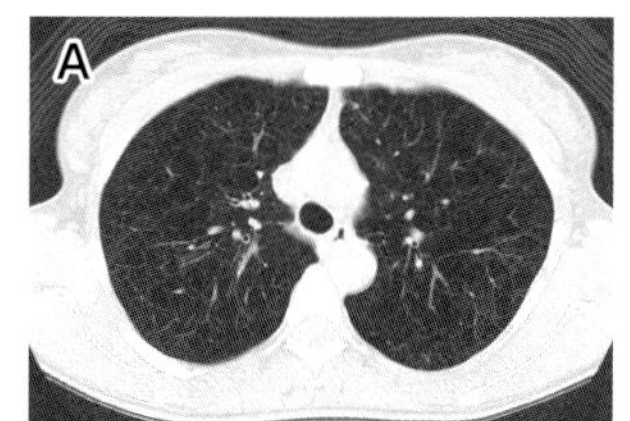

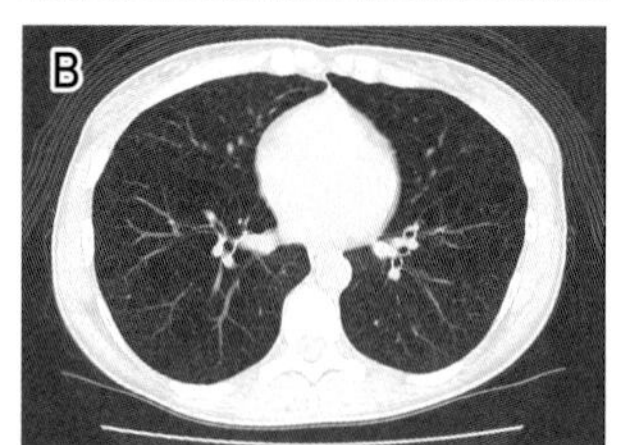

図3　初診時の胸部単純CT写真

文　献

1）「ビギナーのための胸部画像診断 Q＆Aアプローチ」（高橋雅士/著），学研メディカル秀潤社，2016

2）Ryu JH, et al：The NHLBI lymphangioleiomyomatosis registry：characteristics of 230 patients at enrollment. Am J Respir Crit Care Med, 173：105-111, 2006（PMID：16210669）

本コーナーはオンラインでもご覧いただけます：www.yodosha.co.jp/rnote/gazou_qa/index.html

羊土社

豪華賞品が当たる!! 医師・医学生アンケート実施中

期間限定 2020年10月30日まで

ただいま，自宅環境を快適にする豪華賞品や小社のお役立ち書籍などが当たるアンケートを実施中．また，回答者全員にレジデントノート電子版バックナンバー・Gノート（特別電子版）・実験医学DIGITAL ARCHIVEのなかから1冊をプレゼントします！

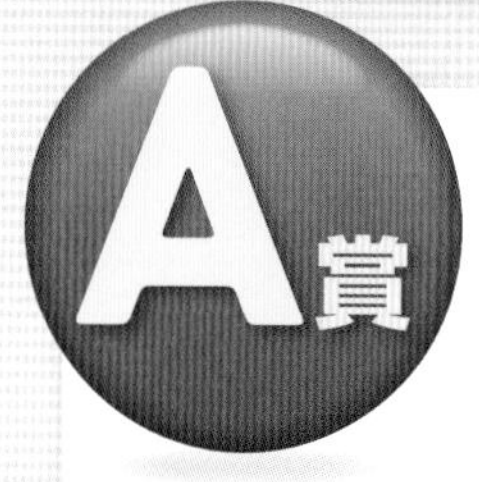

（3種類・各1名様）

① SeAGA-02 ゲーミングチェア YE

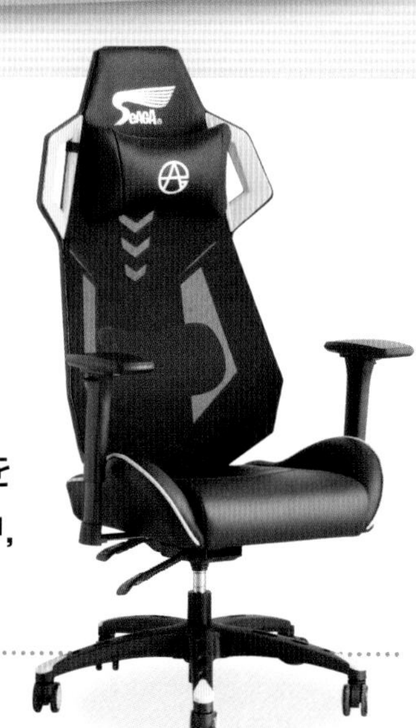

自宅などでも椅子に座って時間を過ごすことが多くなった生活の中，快適な学習環境に！

② BRUNO ホットプレート グランデサイズ（レッド）

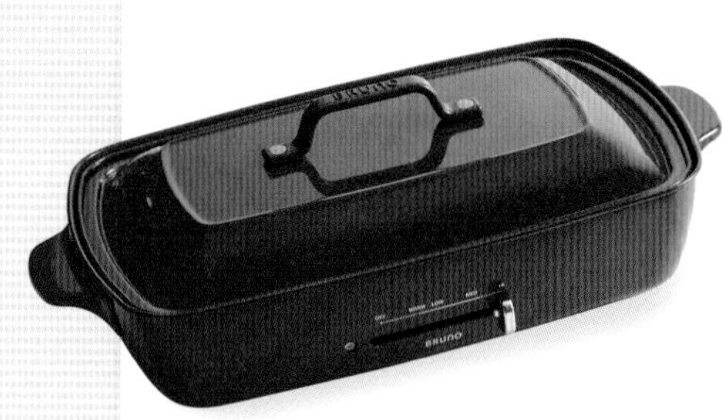

冬の巣ごもりに備えて，毎日の食卓を彩るテーブルウェアに！
公式サイトやSNSにもレシピがたくさんあります．

③ 図書カード 10,000円分

※ 商品のお届け先は日本国内のみとさせていただきます．日本国内でのお受け取りができない場合は，ご応募が無効となりますのでご注意ください．

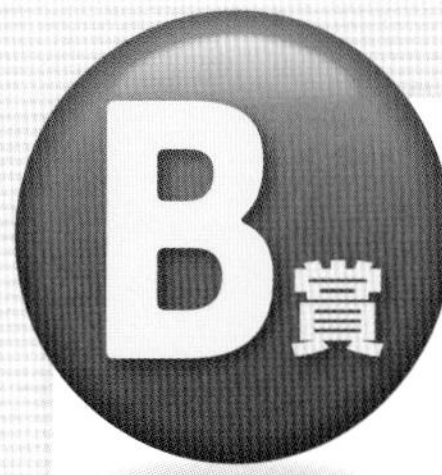

羊土社おすすめ書籍セット

（12名様）

羊土社の人気書籍を厳選し，2冊ずつセットにして
プレゼントします（全12セット：各1名様）

●画像診断セット ●ICUセット ●統計セット など，全12セット

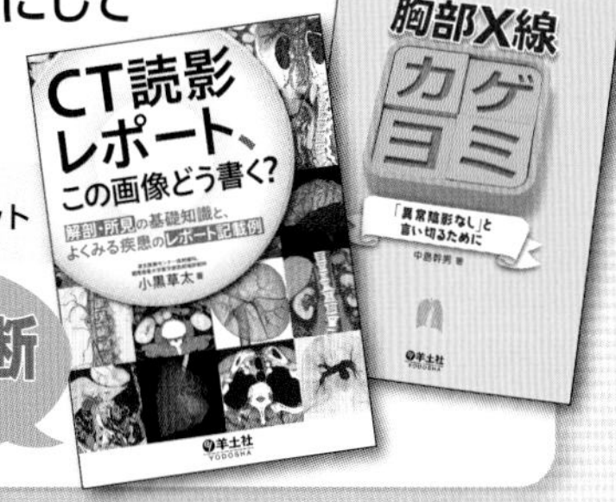

※1セットにつき1名様が当選となります
※各セットの詳細は羊土社ホームページ上にてご確認ください

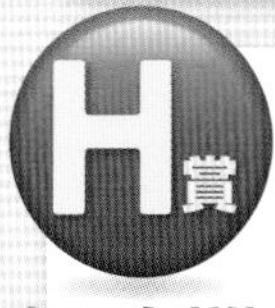

「ひつじ社員」ぬいぐるみ

（20名様）

A賞・B賞にはずれた方のなかから抽選で20名様に，羊土社マスコット「ひつじ社員」のぬいぐるみをプレゼントします

※色はお選びいただけません．

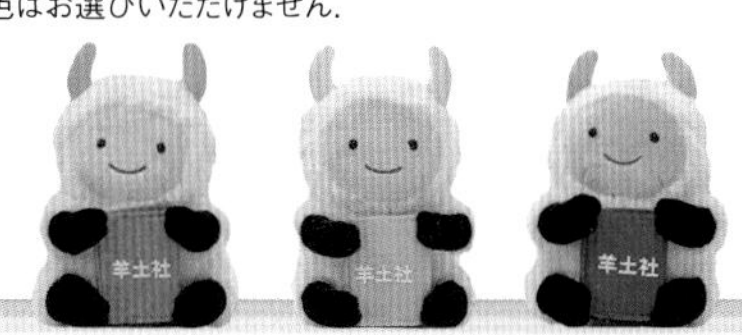

回答者全員プレゼント

回答者全員に対象書籍のなかからお好きな号の電子版（PDF）を1冊プレゼントします※1

レジデントノート 電子版バックナンバー
【対象号】2016年4月号～2017年3月号

実験医学 DIGITAL ARCHIVE
【対象号】2017年1月号～2017年12月号

総合診療の Gノート（特別電子版）※2
【対象号】2018年2月号～2018年12月号

どれか1冊

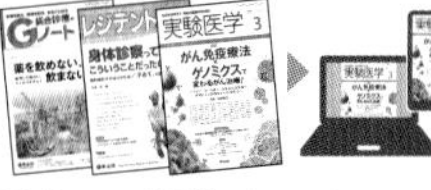

※1 羊土社HPで販売している電子版（PDF）形式でのご提供となります
※2 Gノートの電子版は羊土社HPで販売しておりません．本アンケート限定の特別提供となります

医師・医学生アンケート プレゼント応募要項

【応募期間】2020年9月1日～10月30日

【賞　　品】A賞，B賞のうちご希望のものをプレゼントいたします．また，各賞にはずれた方のなかから20名様に「ひつじ社員」ぬいぐるみをプレゼントいたします．さらに，ご回答いただいた方全員に，「レジデントノート電子版バックナンバー」「Gノート（特別電子版）」「実験医学DIGITAL ARCHIVE」のうち1冊をプレゼントいたします．

【応募条件】下記を必ずご確認のうえ，ご応募ください．
①アンケート回答・応募には「羊土社会員」にご登録いただく必要があります．②ご回答時点で，医師・医学生の方に限らせていただきます．③お一人様1回に限らせていただきます（※）．④アンケートの必須項目にすべてご回答いただいた方のみご応募いただけるようになります．
※小社にて複数のご応募と判断した場合は当選対象から除外させていただくことがございます．予めご了承ください．

【当選発表】当選者の発表は賞品の発送をもってかえさせていただきます．

（ご応募・詳細は羊土社ホームページから
www.yodosha.co.jp/yodobook/q2020/）

「羊土社会員」のご案内

羊土社会員にご登録いただきますと，下記のような特典があります．ご登録は無料です．

◎ 書籍の付録・特典や会員限定のウェブコンテンツをご利用いただけます！
◎ 羊土社HPからの書籍の購入はもちろん，「レジデントノート」「実験医学」バックナンバーの電子版（PDF）のご購入も可能です！

ご登録・詳細はこちらから ➡ www.yodosha.co.jp/webcustomer.html

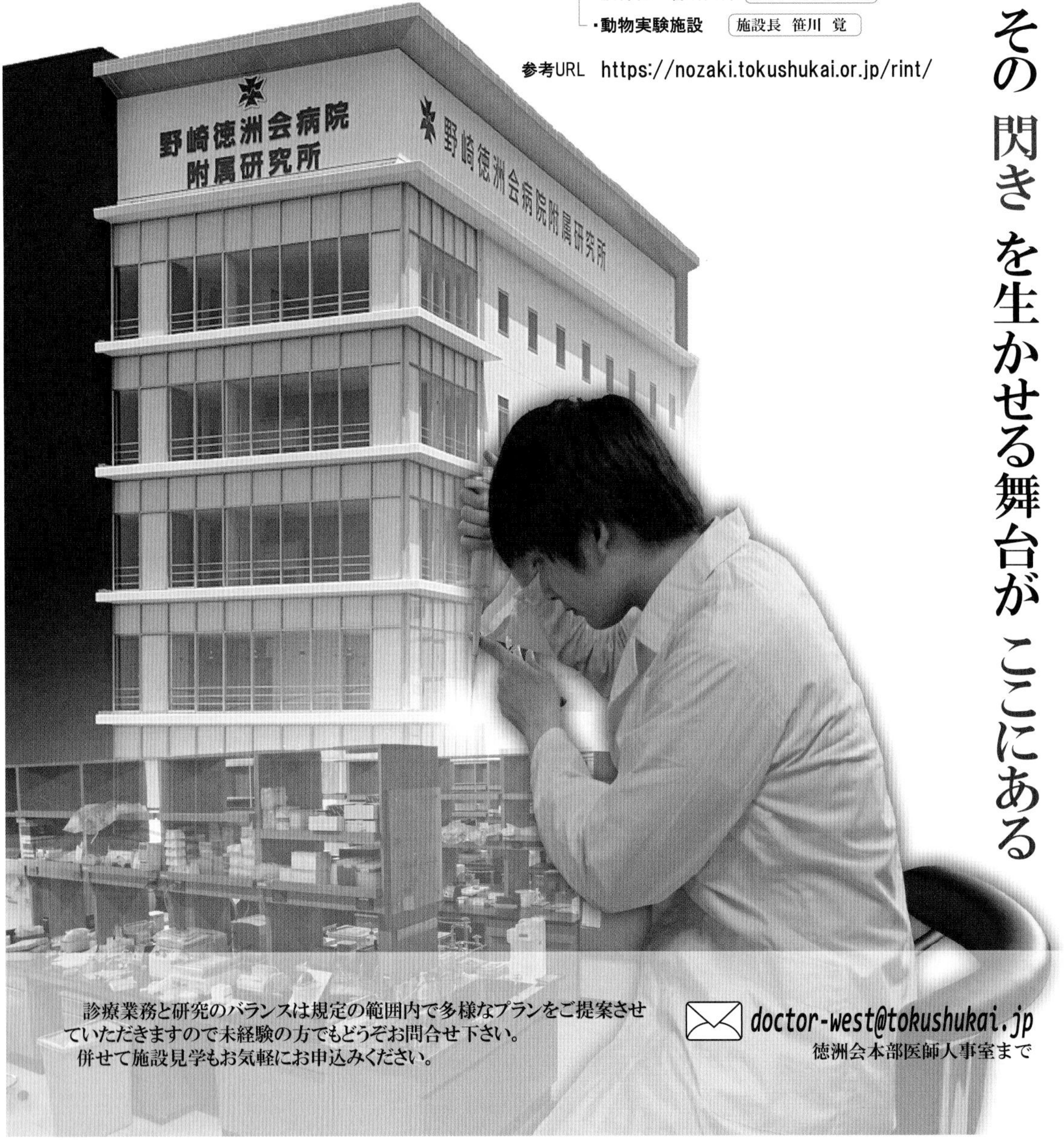

救急でもう騙されない！ミミックとカメレオン

紛らわしい疾患たちを見抜いて正しく診断・対処する

特集にあたって

松原知康

1 われわれはどんなときに見逃すのか？

救急外来で見逃したくない，失敗したくない！ 誰しも思うことです．私もそう願いながら救急診療に従事してはや10年が経過しました．そんな自分の経験を振り返ってみると，救急外来での見逃しに一定の傾向があることがわかりました．救急外来で診断を誤るのは，名前を聞いたこともないような稀な疾患に出会ってしまったという場合よりも，誰でもよく知っている疾患がちょっと変な姿（症状・経過）をして現れた，という場合の方が圧倒的に多いのです．言い換えると，私たちの失敗パターンの多くは，「なんですかそれ？」ではなく，「え？まさか！」であるともいえます．本来知っているはずの疾患ですので，診断に必要なデータを適切に集めることができれば，もっと言うと，その疾患と疑うことさえできれば，上手く対応できたはずなのです．つまり，それぞれの疾患の症状や経過がどのように変化しうるのかを知っているか否か，ここがポイントとなります．実は，この変化のパターンは大きく2つに分けることができます．それがミミックとカメレオンです．

2 ミミックとカメレオン

ミミックといえば，某有名ロールプレイングゲームに登場するキャラクターを想像される方もいらっしゃるかもしれません．あたかも宝箱のような姿かたちをして鎮座しているけれども，実は致命的な罠であるといったものです．医学の文脈におけるミミックとは，「頻度の高い有名な疾患のふりをしてやってくる，まぎらわしい別の疾患」のことをさします．このミミックは必ずしも稀な疾患とは限りません．

一方，カメレオンという動物は，周囲の色と同化し，一見した限りではそこにカメレオンがいると気づくことができないという特徴をもっています．すなわち，医学の文脈におけるカメレオンとは，「誰でも知っている有名な疾患なのに，それと気づけない非典型的な症状や経過をとる場合」をさします.

こういったミミックとカメレオンのパターンを知り,「こんな○○は変だ」とか「○○という疾患はこんな経過もとることがある」と知識を整理しておくことは，救急外来での悔しい思いを減らすための1つのよい方法と考えられます．実際に，PubMedで疾患名とともにmimicあるいはchameleonと入力し検索すると，さまざまな疾患について紛らわしかった疾患や病態の報告がいくつも出てきます．

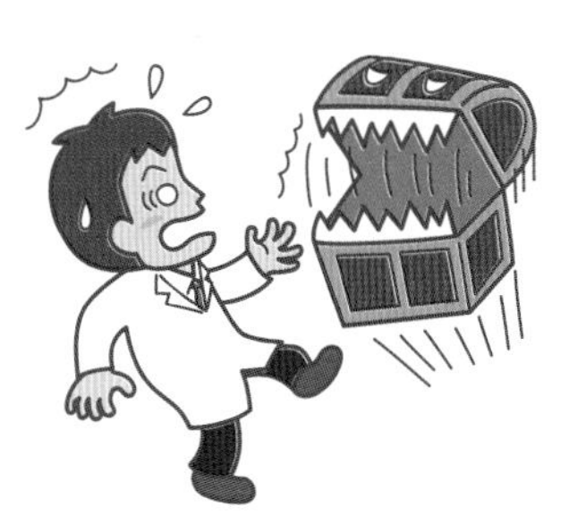

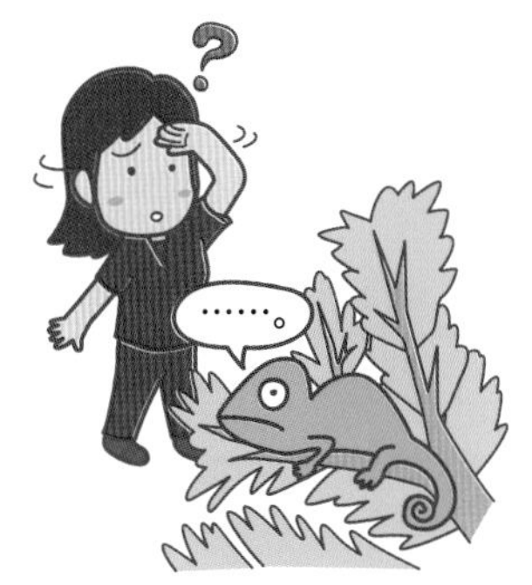

3 遭遇頻度と緊急度が高いものから押さえる！

押さえるべきパターンがわかったとしてもいきなりすべてを網羅するのは難しいです．このとき優先的に押さえるべきは，遭遇頻度と緊急性の高いものからです．そこで本特集では，遭遇頻度や緊急性の高い8種類の疾患のミミックとカメレオンについて，私の信頼する経験豊富な先生方に，どのような点で紛らわしいのか，どのように見抜くのかについて解説していただきました．救急外来の酸いも甘いも知っている歴戦の医師だからこそ書ける診断のコツに溢れていると自信をもって，本特集を皆様にお届けします．

参考文献

1）Nickel CH & Bingisser R：Mimics and chameleons of COVID-19. Swiss Med Wkly, 150：w20231, 2020 (PMID：32202647)
↑こんなタイムリーな疾患についてもミミックとカメレオンがまとめられています．

Profile

松原知康（Tomoyasu Matsubara）
広島大学 脳神経内科
ミミックとカメレオンのほかにも救急外来には敵が潜んでいます．忙しいとか疲れているとかめんどくさいとかさまざまな理由で情報収集の精度が下がってしまうことも救急外来の落とし穴となります．つまり，*俺の敵は だいたい俺です．*（「宇宙兄弟」11巻より）

脳梗塞のミミックとカメレオン

山本大介

1 典型的な脳梗塞の臨床像

典型的な脳梗塞の臨床像についてまずは確認してみましょう．発症様式としては，血管障害ですので，突発発症もしくは，急性経過での発症を認めます．症候としては，大脳／脳幹／小脳の片側性障害をきたすことが多いので，片麻痺をはじめとした，左右差の明確な神経症状（失語・失行・失認などの皮質症状も含め）を呈します．画像検査ではMRIを施行すれば，diffusion weighted image（DWI）では高信号病変が得られるはずです．

MRI検査の結果が，脳梗塞診断を明らかにしてくれるわけですが，検査結果はむしろ，診断を悩ませることもありえます．まずはここから整理しましょう．

● 脳梗塞を考慮し，MRIを施行したが，DWIが陰性だった場合の考え方

このような場合，以下の3パターンを考えてください．

① 時間的False negative
（発症からの撮像タイミングが早いことによる偽陰性．カメレオンになりうる）
② 部位的False negative
（障害部位による偽陰性：脳幹部梗塞では偽陰性が多い．カメレオンになりうる）
③ 脳梗塞ではない（ミミック）

DWI陰性であっても，それでも脳梗塞の可能性（False negative＝カメレオン），もしくは脳梗塞でない可能性（ミミック），双方が考えられることを念頭においてください．MRIの結果は多くの場合信用できるのですが，False negativeの罠があることをまず知ってください．

2 脳梗塞のミミック

症例1

突発発症の運動性失語を主訴にERを受診した68歳女性．既往歴は，動脈瘤破裂（左中大脳動脈）によるくも膜下出血に対してクリッピング術後である．突発発症の失語症状であり，脳梗塞を疑いMRIを撮像したが，DWIは陰性で，脳梗塞を支持する所見は得られなかった（図1）．**DWI偽陰性の可能性が否定しきれなかったため**，脳梗塞の可能性を考慮しつつ，ヘパリン投与で入院とした．入院翌日MRIを再検するも，やはり脳梗塞を疑う所見はなし．失語症状は経時的改善あり，脳波では左前頭葉にてんかん発作を支持する突発活動が認められ，最終診断はてんかん発作による失語症状と結論づけた．

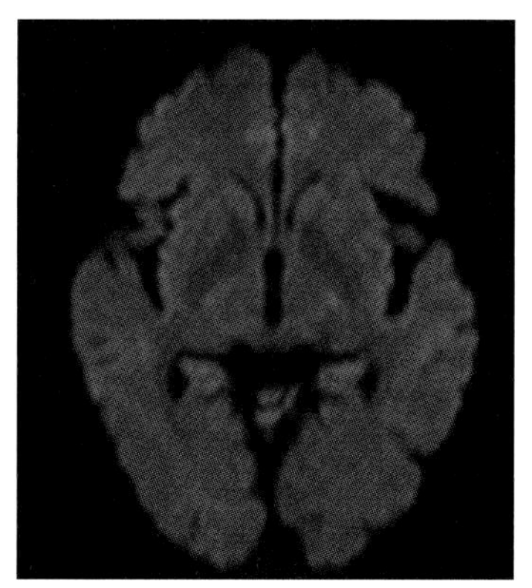

図1 発症3時間後のDWI
信号変化はみられない．

この症例はERでは当初脳梗塞を疑いましたが，最終診断はてんかん発作（ミミック）でした．ただし，脳梗塞の可能性も慎重に考慮しながら対応しているところに注目していただきたいです．

1）脳梗塞かな？ と思ってMRI所見がなかったとしても，やはり脳梗塞の可能性は検討する

脳梗塞は神経後遺症をきたしうる重要な疾患です．「ミミックかもしれない」と思ったときの思考原則としては，「脳梗塞とは現時点では断言できないが，脳梗塞の可能性も検討しながら診療を進める」としたほうが失敗しにくいです．例えば，片麻痺を呈している患者で，「どうにも転換性障害（ヒステリー）の可能性が考えられるのだが……」というシチュエーションにおいても，ひとまずは脳梗塞の可能性を重視して管理しておくほうが失敗しにくい，といった具合です．「転換性障害でしょう」，として対応したら実際には脳梗塞だった，という状況が最も厳しいものになり，避けられるべきです．

2）臨床的に頻度が高い，重要なミミック

頻度の高いミミックとしては以下の疾患があげられます[1, 2]．

❶ 低血糖

低血糖症状で片麻痺になりえます．ERでの簡易血糖測定は，来院後，すぐに行われる必要があります．また，低血糖補正により片麻痺の改善があることの確認も重要です．

❷ てんかん発作

てんかん発作によって，失語や麻痺を呈する可能性があります．

❸ 片頭痛の前兆

片頭痛の前兆として，視覚異常や視野障害を認める場合があります．視野欠損の症状をみたとき，片頭痛を疑ったとしてもそれらの症状が脳梗塞によるものか否かは考える必要があります．

❹ 転換性障害

転換性障害は，脳梗塞のミミックとしてはよくある診断です．そして脳梗塞との鑑別に悩むことは多いです．

てんかん発作，片頭痛の前兆，転換性障害での対応については，自信をもって診断できない場合もあります．基本的にはMRIで判定は可能です．ただし，先述のごとく，**False negativeの罠**があるわけです．よって，くり返しになりますが，不安な場合にはこれらは脳梗塞として扱い，保守的に脳梗塞として治療と管理を行うことは検討してよいと思われます．判断に悩んだ場合には，**入院翌日のMRI再検**は，しばしば行われる手法です．MRIを再検することで，「MRIを施行したが，DWIが陰性だった」場合（パターン①・②）の，False negativeが否定可能で，やはり脳梗塞ではない（ミミックである．パターン③）ということが確認できます．

ここがピットフォール

ミミックの診断に悩んだときには，保守的に脳梗塞として管理してみることも検討しましょう．MRIのFalse negativeを解消するためには，入院翌日のMRI再検をしてみましょう．

3）重大な疾患としての脳梗塞のミミック

ERで脳梗塞と診断し，脳梗塞という診断自体は間違っていなかったものの，そもそも**「脳梗塞をきたしうる別疾患が背景にあった」**というシチュエーションもあります．以下に記載する疾患が，臨床で重要視すべき，脳梗塞のミミックです．これらは稀でなく，ERで比較的鑑別として想起されるべきものです．

感染性心内膜炎，Trousseau症候群，大動脈解離

❶ 感染性心内膜炎に伴う脳梗塞

感染症が原因の脳梗塞であり，治療方針が全く異なります．炎症反応が陽性（CRPが高い）の脳梗塞，をキーワードに，常にその可能性を想起する必要があります．画像所見として，多発性塞栓性梗塞所見のほかに，T2*での無症候性低信号病変の存在がヒントになりうる，という報告があります[3)]．

❷ Trousseau症候群に伴う脳梗塞

悪性腫瘍を基礎疾患とした脳梗塞であり，治療方針が全く異なります．すみやかに悪性腫瘍の診断・治療につなげ，少しでも生命予後を改善できるように努める必要があります．

Dダイマー上昇は診断のヒントになります．画像診断のヒントとしては，“Three territory sign”として，前方循環領域左右２領域に後方循環領域を加えた３領域すべてにDWIで病変がある場合には，心原性脳塞栓症と区別可能，という報告[4]があります．

❸ 大動脈解離に伴う脳梗塞

rt-PA（アルテプラーゼ）の絶対的禁忌として重要です．診断のヒントとしては，胸部痛・背部痛の存在，上肢血圧の左右差，Dダイマー上昇，胸部X線での縦隔拡大があります．特にrt-PA適応症例では，その可能性について立ち止まって検討する姿勢が重要と思われます．

ここがピットフォール

脳梗塞は脳梗塞なのですが，それはあくまで結果であり，おおもとの重大疾患が隠れているというミミックがあります．キーワードを意識しながら，少しでも違和感があるなら，立ち止まってその可能性を考えてみてください．

3 脳梗塞のカメレオン

症例2

突発発症の認知機能障害を呈した，70歳男性．ERで診察した様子はそこまでおかしいとは判断できず，認知症（?）という評価でERから帰宅の対応となった．ただし，**家族からは「やっぱりおかしいんですが…」と訴えがあった**．その後，家族がやはり本人の様子がおかしい，として再診あり，入院に至った．入院後MRIを施行すると，右側視床梗塞が指摘された（図2）．結局脳梗塞であったわけだが，初回受診時の判断と異なる結果となり，家族はやや怪訝な顔をしていた．

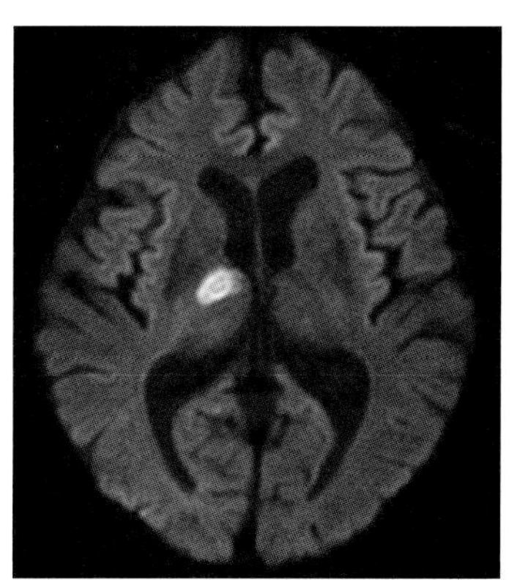

図2 入院翌日のMRI
右側視床にDWIで高信号変化がみられた．

軽度の認知機能障害のみでは脳梗塞の可能性は低い，と考えてMRIを施行しないという判断をしましたが，結局脳梗塞だった（カメレオン），という症例です．

ERの診断では脳梗塞ではないと判断したが，結果として脳梗塞（カメレオン）だった，がここからの内容です．これは，2つのパターンに分けられます．

1）脳梗塞を想起していても見逃してしまうパターン

このパターンでは，先述のMRI所見がFalse negativeになりうる2つの場合が考えられます．時間的False negativeを考慮するのは，発症超早期のMRI撮像の場合です．部位的False negativeを考慮するのは，脳幹部梗塞の場合です．DWI陰性であっても，脳梗塞が否定できない場合があり，注意が必要です．

ここがピットフォール

False negativeの罠により，真の脳梗塞を見逃す可能性を知りましょう．

2）脳梗塞を想起することが難しいパターン

脳梗塞の見逃しは，脳梗塞が以下の症候を呈する場合に起こりやすくなります[1)]．

❶ 意識障害

診察者からはなんとも判断しにくいような認知機能障害のみが主訴であった場合に，脳梗塞の見落としが起こりえます．構音障害と片麻痺（これら運動症状）から，脳梗塞を疑うのは定石です．ただし，運動障害をきたさない脳梗塞も，頻度は多くないですがありえます．見逃しを避けるためのヒントとしては，2つあげられます．1つは，**「突発発症である」**という血管障害を示唆する病歴がある場合です．もう1つは，**「家族が変だ，と言っているなら，それをそのまま信じて対応する」**という態度です．家族の訴えを重んじて，それを追及して対応するしかないシチュエーションはあり，結果としてそれが正しいことも，たびたび経験します．

❷ 単麻痺

脳梗塞の症状では，多くは片麻痺を呈することが多いです．上肢のみ，下肢のみの単麻痺では，脳梗塞は否定したくなる，というのは了解可能な発想です．ただし，**単麻痺でも脳梗塞はありうる**，ということを知っておきましょう．錐体路は脊髄から内包後脚までは，上肢・下肢の神経は並行して走行しており，この部位での障害では，上下肢パラレルに麻痺が起こります．しかしながら，それより中枢（皮質寄り）では，運動神経は上下肢で分かれて走行し，運動野に至るわけです．よって，大脳皮質に近い部分の脳梗塞では，単麻痺が起こりえます．部位によっては構音障害のみの脳梗塞も起こりえます．同様に，**構音障害のみでも脳梗塞は否定できないことを知っておいてください．**

❸ けいれん発作

初発のけいれん発作をみた場合に，**「けいれん発作の原因が新規発症の脳梗塞によるものではないのか？」**という発想を常にもっていることは重要です．けいれん発作を呈した患者さんがERに来たときに，ジアゼパム静注などで発作を止めて，「てんかん」として評価し入院させた，しかしながら結果としては脳梗塞をきたしていた，というシチュエーションはありえます．**脳梗塞発症時の刺激でけいれん発作をきたしうる**，ということを知っておいてください．これは急性症候性発作と表現されます．けいれん発作（てんかん発作）は脳梗塞のカメレオンになりうる，という知識は臨床的に非常に重要です．

4 まとめ

1) こんな脳梗塞は変だ～ミミックを疑うポイント

- DWI所見が陰性である（ただし，偽陰性＝カメレオンの可能性を追求する）
- 低血糖性片麻痺の存在を認識する
- てんかん発作／片頭痛の症状は，脳梗塞による症状との区別に悩む
- ただし，DWI所見が陽性でも，他疾患の可能性がある
  - －CRPが高い脳梗塞→感染性心内膜炎の可能性
  - －Dダイマーが高い脳梗塞→Trousseau症候群の可能性，大動脈解離の可能性
  - －胸／背部痛がある脳梗塞→大動脈解離の可能性

2) こんなときには脳梗塞が隠れている～カメレオンを疑うポイント

- MRI所見が偽陰性である（時間的／部位的False negativeの可能性）
- 認知機能障害も突発発症であるなら，脳梗塞の可能性がありうる
- 単麻痺でも，構音障害のみでも，脳梗塞の可能性がありうる
- けいれん発作をみたら，まずは脳梗塞の可能性を想起する

おわりに

脳梗塞は非常にコモンな疾患ですが，コモンな割に，重大なピットフォールを多く含んだ疾患群である，ということを理解してください．非専門医が網羅的に知識を得ることは難しいので，やはりイレギュラーだ，どこか違和感がある，と思ったときには立ち止まってディスカッションする，コンサルトを検討する，ということにつきると思います．

引用文献

1）Okano Y, et al：Clinical features of stroke mimics in the emergency department. Acute Med Surg, 5：241-248, 2018（PMID：29988676）

2）Moulin S & Leys D：Stroke mimics and chameleons. Curr Opin Neurol, 32：54-59, 2019（PMID：30239360）

3）Fujimoto T, et al：Early Diagnosis of Infective Endocarditis by Brain T2*-Weighted Magnetic Resonance Imaging. Circ J, 82：464-468, 2018（PMID：28943531）

4）Nouh AM, et al：Three Territory Sign：An MRI marker of malignancy-related ischemic stroke（Trousseau syndrome）. Neurol Clin Pract, 9：124-128, 2019（PMID：31041126）

参考文献・もっと学びたい人のために

1）山本大介：頭部MRIを自信を持ってプレゼンする7 Rules．SlideShare，2019
https://www.slideshare.net/DaisukeYamamoto23/7-rules-for-better-presentation-of-brain-mri-findings

Profile

山本大介（Daisuke Yamamoto）
湘南鎌倉総合病院 脳神経内科
レジデントが働きやすい場所をつくることが私の仕事のテーマの1つです．また，脳神経内科の知識をわかりやすく，非専門医の先生方が臨床に生かせるような知識伝達も，私のテーマです．湘南鎌倉はタフで活気あるtraining hospitalです．鎌倉は住むのにも素晴らしい環境です．ぜひ仲間に加わってください．

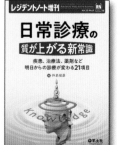

片頭痛のミミックとカメレオン

安藤孝志，勝野雅央

はじめに

片頭痛は有病率が高く，日常臨床において最も重要な一次性頭痛の1つです．本稿では片頭痛のミミックとカメレオンという切り口から，神経救急に関連する内容を解説します．

1 片頭痛の基本事項

1）疫学と病態生理

片頭痛は一般人口の12％程度にみられ，2015年のWHOによる調査では世界で2番目に有病率の高い神経疾患とされています[1, 2]．片頭痛の有病率は10～14歳頃から急に増加しはじめ，35～39歳頃にピークに達した後，徐々に低下していきます．女性は男性に比して2～3倍高頻度です[3]．

かつて片頭痛は前兆の際に頭蓋内血管が収縮し，その後拡張することにより生じると考えられていました．しかし，現在は神経細胞の一過性の脱分極が大脳皮質内を伝播し，三叉神経を活性化させ，神経伝達物質の分泌，神経原性炎症，痛覚を調節する部位の機能異常などを介して症状をきたすという仮説で一部は理解されています[1, 4]．また，家系内発症例が多いことから，複数の遺伝子の関与が疑われています．

2）頭痛の特徴

表1は国際頭痛分類第3版（ICHD-3）[5]における前兆のない片頭痛の診断基準で，一読いただくと典型的な臨床像がわかると思います．ただ，症状は症例ごとにバリエーションに富み，診断基準の項目をすべて満たすことは稀です（例えば，片側性頭痛は全体の60％，拍動性頭痛は50％とされています）[1, 6]．90％程度で労作が増悪因子になり，音や光に対する過敏症状もみられやすいため，患者さんの様子としては暗い部屋で痛みをこらえてじっ

表1 「前兆のない片頭痛」の診断基準

A. B～Dを満たす発作が5回以上ある
B. 頭痛発作の持続時間は4～72時間（未治療もしくは治療が無効の場合）
C. 頭痛は以下の4つの特徴の少なくとも2項目を満たす ① 片側性 ② 拍動性 ③ 中等度～重度の頭痛 ④ 日常的な動作（歩行や階段昇降など）により頭痛が悪化する，あるいは頭痛のために日常的な動作を避ける
D. 頭痛発作中に少なくとも以下の1項目を満たす ① 悪心または嘔吐（あるいはその両方） ② 光過敏および音過敏
E. ほかに最適なICHD-3の診断がない

文献5より引用．

と横になっているイメージです[1)]．また，**前兆のない片頭痛の診断には少なくとも5回以上の発作が必要**である点も覚えておきましょう．

ICHD-3の診断基準とほぼ同じ内容になりますが，片頭痛の特徴を示した5つの頭文字からなるPOUNDingという語呂合わせもあります．POUNDingはPulsating（拍動性），duration of 4-72 hOurs（4～72時間の持続），Unilateral（片側性），Nausea（悪心），Disabling（生活への影響が大きい）で表され，5つのうち4つを満たせば片頭痛の可能性が高いとされています[7)]．このように**片頭痛がもつ「程度が中等度から重度で生活への影響が大きい」，「悪心嘔吐を伴う」などの特徴が，ミミックとなる危険な二次性頭痛との鑑別を悩ましくする要因**になります．

3）頭痛以外の症状

❶ 予兆期（prodromal）の症状

予兆期の症状は最大77％程度でみられ，頭痛の24～48時間前から出現します．報告が多いものとして，あくび，多幸感，抑うつ，易怒性，過食，便秘，頸部のこりなどがあります[4)]．さまざまな症状が頭痛に先行してみられるのは何となく不思議ですが，一部は片頭痛に関連する脳の機能変化が大脳辺縁系（記憶，情動，自律神経系などの中枢）にも及ぶためとされています[1)]．

❷ 前兆（aura）

片頭痛症例の25％程度が1つもしくは複数の前兆を経験します[4)]．**表2**は前兆のある片頭痛の診断基準ですが，多彩な前兆が出現しうることがわかります．視覚性前兆が最も一般的であり，閃輝暗点としてみられる場合が多いです．**これらの前兆が頭痛よりも目立つ症例において，片頭痛がカメレオンとなりやすい**といえます．また，運動症状のみ最長で72時間持続することがあるようですが，**前兆の持続時間は1種類ごとにそれぞれ60分以下が典型的**とされています[5)]．

表2 「前兆のある片頭痛」の診断基準

A. BおよびCを満たす発作が2回以上ある
B. 以下の完全可逆性前兆症状が1つ以上ある ① 視覚症状 ② 感覚症状 ③ 言語症状 ④ 運動症状 ⑤ 脳幹症状 ⑥ 網膜症状
C. 以下の6つの特徴の少なくとも3項目を満たす ① 少なくとも1つの前兆症状は5分以上かけて徐々に進展する ② 2つ以上の前兆が引き続き生じる ③ それぞれの前兆症状は5～60分持続する ④ 少なくとも1つの前兆症状は片側性である ⑤ 少なくとも1つの前兆症状は陽性症状である ⑥ 前兆に伴って，あるいは前兆出現後60分以内に頭痛が発現する
D. ほかに最適なICHD-3の診断がない

文献5より引用.

2 片頭痛のミミック

症例1

50歳の女性．学生の頃から天気が悪い日を中心に悪心を伴う拍動性頭痛がみられており，過去に専門外来で片頭痛と診断されていた．来院2時間前から普段とは異なる性状の後頭部痛が突然出現し，徐々に増悪したため救急外来を受診した．

● 片頭痛のミミックとなる二次性頭痛

片頭痛自体は重篤な疾患ではありませんが，鑑別疾患には救急外来で診断されないと生命予後が悪化しうるものが含まれます．片頭痛以外の二次性頭痛を考慮すべきred flagsを**表3**に示します．**表1**，**表2**と見比べると，**表3**には片頭痛としては非典型的な情報が並んでいることがわかります．冒頭の症例は片頭痛の既往があるものの，今回は「新しい性状の頭痛」が「突然発症」しているため，まずは二次性頭痛の除外をすべきです．

具体的なミミックとしては，頭痛が主訴となり，それ以外の随伴症状も片頭痛に類似する場合がある疾患に特に注意が必要です．例えば細菌性髄膜炎は頭痛を伴う致死的な疾患ですが，一般的には発熱を含めたバイタルサインの異常や神経症候がみられることから，片頭痛と間違える可能性は低いのではないかと思います．

❶ くも膜下出血（SAH）

脳動脈瘤破裂によるくも膜下出血（subarachnoid hemorrhage：SAH）が救急診療において最も注意すべき二次性頭痛であることは言うまでもありません．SAHは痛みが1分以

表3 二次性頭痛を考慮すべきRed flags

・新規発症の頭痛である（特に50歳以上）
・頭痛が72時間以上持続している
・視覚，感覚，言語などの症状が1時間以上持続している
・頭痛もしくは神経症状が突然発症している
・神経学的異常所見を認める
・発熱や全身症状が随伴している

文献3より引用.

表4 オタワSAHルール

対象	**意識清明な15歳以上の患者の新規発症かつ1時間以内に痛みのピークを迎えた重度の非外傷性頭痛**
除外	新規の神経学的異常所見の存在，脳動脈瘤・SAH・脳腫瘍の既往，過去6ヵ月で3回以上くり返した頭痛の既往
下記のうち1つ以上を認めた場合精査を要する ① 40歳以上 ② 頸部痛もしくは項部硬直 ③ 意識消失の目撃情報 ④ 労作時の発症 ⑤ 雷鳴様頭痛（発症直後に痛みのピークに達する） ⑥ 頸部の屈曲制限（顎を胸につけることができない，または仰臥位で8 cm以上頭をあげることができない）	

文献15より引用.

内にピークに達する雷鳴様頭痛として発症する症例が全体の5割程度で，発症時の状況や症状悪化までの時間経過を注意深く聴取しましょう[8, 9].

しかし，「突然発症・人生最悪」などの典型的なキーワードがあれば誰もがSAHを想起できると思いますが，ときに症状が片頭痛と紛らわしい症例が存在します．例えば，悪心や嘔吐を多くの症例で伴いますし，**稀に軽度の頭痛が比較的緩徐に出現する症例があります**[10, 11]．また，10～43％程度で**発症の数日から数週前に警告出血が先行することから，再発性の一次性頭痛と誤診**する危険があります[12]．さらに，SAHが片頭痛の前兆を誘発した，SAHの頭痛がトリプタンで改善した，などといった報告もされています[13, 14].

非典型的な症例を見逃さないためにある程度参考になるのが，オタワSAHルールです（表4）．オタワSAHルールは**1時間以内に痛みがピークに達した新規発症の非外傷性頭痛が対象**で，1つもあてはまらなければSAHを除外可能としています（感度100％，特異度15.3％）．問題点としては特異度が低いため偽陽性が多いということがあげられ，結局多くの症例でCTを撮影することになり検査を減らすことには寄与しません．また，痛みのピークまで1時間を超える症例は対象外である点（SAH 132例の発症からピークまでは平均10秒，四分位範囲1～80秒でしたが，1時間かかった症例も6例含まれていました），ピークまでの時間を正確に記憶しているかどうかに依存する点も注意してください．多少

表5 雷鳴様頭痛をきたすSAH以外の代表的な疾患

- 脳血管障害（脳梗塞，脳出血，脳動脈解離，脳静脈洞血栓症，脳室内出血，急性硬膜下血腫）
- 可逆性後頭葉白質脳症（PRES）
- 可逆性脳血管攣縮症候群（RCVS）
- 下垂体卒中
- 低髄液圧
- 脳腫瘍（第3脳室コロイド嚢胞）
- 水頭症（中脳水道狭窄症，Chiari奇形Ⅰ型）
- 急性副鼻腔炎

文献7，8を参考に作成.

の制約はあるにせよ，前述したred flagsを満たす症例やオタワSAHルールを適応できる症例では，慎重な対応をすべきであると覚えておいてください.

❷ SAH以外の雷鳴様頭痛

雷鳴様頭痛全体のなかでSAHが占める割合は11～25％程度とされ，それ以外にも多くの原因が存在します[8)]．**表5**は雷鳴様頭痛の原因となり，片頭痛に似た臨床症状を呈しうる疾患の一覧です．血管内皮機能の障害により血液脳関門が破綻して脳浮腫が生じる可逆性後頭葉白質脳症（posterior reversible encephalopathy syndrome：PRES），頭蓋内血管に分節状の血管狭窄と拡張が多発する可逆性脳血管攣縮症候群（reversible cerebral vasoconstriction syndrome：RCVS），下垂体腺腫に出血もしくは梗塞が起こる下垂体卒中などは悪心や視覚障害を伴って発症する場合があります．**表5**内の疾患の一部は頭部CTと髄液検査のみでは診断が難しく，頭部MRI/MRAや血管造影が必要になります．これは救急で雷鳴様頭痛全例に網羅的な検査をすべきという意味ではなく，病歴聴取や身体診察による検査前確率，どのような疾患を確定/除外診断したいのか，症例の全身状態，検査へのアクセスなどを踏まえた判断をしなければいけません．またその時点で診断がつかなかったとしても，日中の専門外来などにおける経過観察の必要性を患者さんに説明し理解を得ることが重要です.

❸ 視覚に後遺症を残す頭痛

視覚に重度の後遺症を残す頭痛疾患は機能予後という観点で重要ですが，視覚性前兆を伴った片頭痛と間違える危険があります．比較的緊急性が高いのは急性緑内障発作，巨細胞性動脈炎による視力障害や，脳血管障害，炎症/脱髄性疾患などによる視野障害で，見逃しを防ぐため一通りの神経診察を行いましょう（神経診察については参考文献をご参照ください[16)]）．また，持続時間が60分を超える視覚症状は，片頭痛の前兆としては非典型的であることを再確認してください.

症例1のつづき

頭痛の発症様式を詳しく聴取したところ，症状の出現から1分程度で痛みのピークに達していたことがわかった．また，診察時に後頸部の疼痛のため顎を胸につけることが困難であった．至急依頼した頭部CTでくも膜下出血を認めたため，脳神経外科にコンサルトした．

3 片頭痛のカメレオン

症例2

40歳女性．20歳代から半日程度持続する左側頭部痛が月に数回みられていた．頭痛の際は蛍光灯の光がまぶしく感じ，また労作時のめまいを伴うことがあった．前日より回転性めまいが持続したため救急外来を受診した．

1）カメレオンになりやすい片頭痛のサブタイプ

片頭痛がカメレオンとして現れた際に問題となる点の1つは，過剰医療につながりやすいことです．少し極端な話ですが，例えば片頭痛の前兆としての脳幹症状や運動症状を脳梗塞と見誤ってrt-PA静注療法が行われた場合，患者さんにとって不利益となります．もちろん，片頭痛に脳血管障害などの神経疾患を併発することは少なからずあり，救急では先入観をもたず緊急性の高い疾患の除外を第一に考えるべきです．しかし，特殊な症状を呈する片頭痛のサブタイプについて詳しく知っていれば，こういった判断の際に役立つ場合があります．

❶ 前庭性片頭痛

以前は片頭痛性めまいとも呼ばれていました．現在または過去に「前兆のない片頭痛」（表1）または「前兆のある片頭痛」（表2）の確かな病歴があり，5分～72時間持続する中等度または重度のめまいがみられるときに鑑別となります．めまい発作の少なくとも50％に片頭痛として典型的な頭痛，光過敏と音過敏，視覚性前兆のどれか1つを伴っている場合に診断が可能です[5]．救急外来とは患者背景が異なりますが，めまい専門外来を訪れた方の約12％が前庭性片頭痛であったという報告があり，原因不明のめまいにおいて一定の割合を占めていると推測されます[17]．

❷ 典型的前兆のみで頭痛を伴わない片頭痛

典型的前兆が頭痛を伴わずに出現する場合があります[5]．視覚性前兆のみをくり返す場合，後頭葉てんかんが鑑別になります．後頭葉てんかんは持続時間が3分以内と短く，突然発症であることが特徴とされ，閃輝暗点の形態や色にも違いがあるとされています[6]．

❸ 脳幹性前兆を伴う片頭痛

片頭痛の前兆として構音障害，回転性めまい，耳鳴り，難聴，複視，運動失調，意識障害（GCS≦13）のうち２項目がみられると，「脳幹性前兆を伴う片頭痛」となります．これらの症状は完全に可逆性です[5)]．

❹ 片麻痺性片頭痛

稀な病態ですが片頭痛の前兆として完全可逆性の運動麻痺とともに，視覚症状，感覚症状，言語症状のいずれか１つ以上を認めた場合に「片麻痺性片頭痛」が疑われます[5)]．本疾患と「脳幹性前兆を伴う片頭痛」はどちらも脳血管障害やてんかんとの鑑別が問題となります．片頭痛の既往を確認したうえで，出現頻度，持続時間，症状分布などの臨床情報や検査所見をもとに検討します．

症例２のつづき

神経診察では異常所見はなく，頭位眼振検査，頭位変換眼振検査でも眼振は誘発されなかった．追加で病歴聴取をしたところ，20歳代からの頭痛は「前兆のない片頭痛」の診断基準を満たしていた．その後，日中の内科外来で片頭痛発作予防目的にプロプラノロールの内服を開始したところ頭痛やめまいはほぼ消失したため，前庭性片頭痛であったと考えた．

2）片頭痛の治療

片頭痛の急性期治療は**軽度の頭痛にはアセトアミノフェンや非ステロイド性抗炎症薬が，中等度～重度の頭痛にはトリプタン製剤が推奨**されています．**悪心が強い場合には，制吐薬（ドンペリドン，メトクロプラミドなど）を併用**します．ただしトリプタンは虚血性心疾患や脳血管障害の既往があると禁忌であり，「脳幹性前兆を伴う片頭痛」や「片麻痺性片頭痛」への使用も推奨されていません[7)]．また，月に10～15日以上の鎮痛薬内服は薬物乱用頭痛を続発するリスクになります[3)]．

片頭痛には発作頻度を減らす予防効果が証明された薬剤が複数存在します．**週１回以上頭痛がみられる場合や前兆に伴う神経症状が目立つサブタイプでは急性期治療に追加して予防薬の定期内服が検討されます**[1, 3)]．

4 まとめ

1）こんな片頭痛は変だ～ミミックを疑うポイント

- 症状が片頭痛に類似していても「新規発症，高齢発症，発症１時間以内に痛みがピーク，72時間以上頭痛が持続，視覚症状が１時間以上持続，他覚的な神経学的異常所見」といった臨床情報が１つ以上存在する
  →二次性頭痛の除外が必要

2）こんなときには片頭痛が隠れている～カメレオンを疑うポイント

・片頭痛の確かな既往がある症例にみられた神経症状で，検査で明確な異常を認めない
→片頭痛の前兆である可能性を鑑別診断に含める
（ただし，救急外来においては緊急性の高い疾患を適切に除外することの方がより重要）

引用文献

1）Dodick DW：Migraine. Lancet, 391：1315-1330, 2018（PMID：29523342）

2）GBD 2015 Neurological Disorders Collaborator Group：Global, regional, and national burden of neurological disorders during 1990-2015：a systematic analysis for the Global Burden of Disease Study 2015. Lancet Neurol, 16：877-897, 2017（PMID：28931491）

3）Charles A：Migraine. N Engl J Med, 377：553-561, 2017（PMID：28792865）

4）Cutrer FM：Pathophysiology, clinical manifestations, and diagnosis of migraine in adults. UpToDate, 2019

5）「国際頭痛分類（第3版）」（日本頭痛学会，国際頭痛分類委員会/訳），医学書院，2018
https://www.jhsnet.net/kokusai_new_2019.html
↑日本頭痛学会のHPから無料でダウンロードできます．一次性頭痛を診断する際に参照してください．

6）Angus-Leppan H：Migraine：mimics, borderlands and chameleons. Pract Neurol, 13：308-318, 2013（PMID：23906594）

7）「慢性頭痛の診療ガイドライン2013」（日本神経学会，日本頭痛学会/監），医学書院，2013
https://www.jhsnet.net/GUIDELINE/gl2013/gl2013_main.pdf
↑日本頭痛学会のHPから無料でダウンロードできます．

8）Ducros A & Bousser MG：Thunderclap headache. BMJ, 346：e8557, 2013（PMID：23303883）

9）Lawton MT & Vates GE：Subarachnoid Hemorrhage. N Engl J Med, 377：257-266, 2017（PMID：28723321）

10）Evans RW：Migraine mimics. Headache, 55：313-322, 2015（PMID：25660280）

11）Weir B：Headaches from aneurysms. Cephalalgia, 14：79-87, 1994（PMID：8062361）

12）Polmear A：Sentinel headaches in aneurysmal subarachnoid haemorrhage：what is the true incidence? A systematic review. Cephalalgia, 23：935-941, 2003（PMID：14984225）

13）Dreier JP, et al：Migrainous aura starting several minutes after the onset of subarachnoid hemorrhage. Neurology, 57：1344-1345, 2001（PMID：11591869）

14）Rosenberg JH & Silberstein SD：The headache of SAH responds to sumatriptan. Headache, 45：597-598, 2005（PMID：15953279）

15）Perry JJ, et al：Clinical decision rules to rule out subarachnoid hemorrhage for acute headache. JAMA, 310：1248-1255, 2013（PMID：24065011）

16）「神経診断学を学ぶ人のために 第2版」（柴崎 浩/著），医学書院，2013

17）Brandt T & Dieterich M：The dizzy patient：don't forget disorders of the central vestibular system. Nat Rev Neurol, 13：352-362, 2017（PMID：28429801）

参考文献・もっと学びたい人のために

レジデントノート連載中の「Step Beyond Resident」第189～197回（2019年8月号～2020年4月号）で頭痛が詳しく特集されており，バックナンバーをご確認ください．

脳神経内科全般に関してはレジデントノート増刊「神経内科がわかる，好きになる～今日から実践できる診察・診断・治療のエッセンス」（安藤孝志，山中克郎/編）もご参照ください．

Profile

安藤孝志（Takashi Ando）

名古屋大学 神経内科，愛知医科大学 加齢医科学研究所

文献2では有病率の高い神経疾患の1位が緊張型頭痛，2位が片頭痛，3位が薬物乱用頭痛で，頭痛疾患がいかにcommon diseaseであるかがわかります．片頭痛を適切に診療することにより，多くの方のquality of life向上に貢献できると思います．

勝野雅央（Masahisa Katsuno）

名古屋大学 神経内科 教授

脳神経内科は，頭痛や脳卒中，てんかん，認知症など，患者数の多い疾患を扱っています．私たちの教室では，幅広い神経疾患の診療を行うとともに，運動ニューロン疾患やパーキンソン病・レビー小体型認知症などの神経変性疾患の超早期先制治療の開発をめざし，臨床研究と基礎研究を行っています．

心筋梗塞のミミックとカメレオン

木村　慶

はじめに

急性心筋梗塞は，緊急性疾患のなかでも特に緊急対応を要する疾患の1つに数えられます．特にST上昇型急性心筋梗塞（ST elevation myocardial infarction：STEMI）患者での時間目標は，発症から120分以内の再灌流達成，カテーテル治療では医療従事者との最初の接触から治療までの時間（door to balloon time）が長くとも90分以内とされています．これを達成するためには，病歴聴取，診察，検査，治療を並行して進める必要があります．

当然かもしれませんが，commonかつcriticalな疾患であるため，常に念頭において診療にあたる必要があります．大切なことは，疑った際にはすみやかにスイッチを入れ，トップギアで診療を進めることだと考えています．

1 典型的な急性心筋梗塞

症例1

50歳男性，もともと高血圧症，糖尿病にて通院中．最近，階段歩行にて胸部絞扼感を自覚していたが，休むとすぐに治まるため経過観察していた．本日は普通に生活していたが，デスクワーク中に突然の冷汗，嘔気を伴う胸部から右肩，下顎にかけての絞扼感を自覚した．人生最大の疼痛であり，改善しないため救急要請された．

12誘導心電図にてST上昇を認めており，ST上昇型急性心筋梗塞の診断となり，緊急カテーテル検査・治療の方針となった．

疼痛に関するOPQRSTで，症例のポイントを以下に示します．

O（onset：**発症様式**）…安静時，突然発症
P（provocative/palliative factors：**増悪寛解因子**）…どのようにしても改善しない
Q（quantity：**疼痛の性質**）…絞扼痛
R（region/related symptoms/radiation：**部位，放散痛，随伴症状**）…胸部から肩や頸部，顔面などに放散，冷汗や嘔気嘔吐を伴う
S（Severity：**重症度**）…人生最大の疼痛
T（Time course / treatment：**時間経過，治療**）…硝酸薬使用でも改善しない

本症例はあくまで，典型中の典型例を示したものです．しかしながら，実臨床では同様の徴候を示すものばかりではなく，むしろ非典型例の方がよく遭遇します．『Atypical is typical』というのが，心筋梗塞の通説であることは忘れてはいけません．

2 心筋梗塞のミミック

症例2：急性大動脈解離

50歳男性，もともと高血圧症にて通院中だが，最近は薬を自己中断していた．本日は普通に生活していたが，デスクワークをしていたところ突然の冷汗，嘔気を伴う胸背部の疼痛を自覚．人生最大の疼痛であり，改善しないため救急要請された．

心電図，心臓エコーでは明らかな異常を認めなかった．そこで造影CT検査を行ったところStanford A型の急性大動脈解離を認め，緊急手術の方針となった．

症例3：急性肺血栓塞栓症

50歳女性，1年前に乳がんを発症し，手術加療の後，化学放射線治療を受けている．本日起床後，排泄のため起き上がったところ突然の冷汗，呼吸苦を伴う胸痛を自覚．症状持続し改善しないため救急要請された．

身体所見では頻脈，頻呼吸を呈しており，酸素投与を開始した．12誘導心電図では前胸部誘導にて陰性T波を認めた．造影CTを施行したところ肺動脈内に血栓像を認め，急性肺血栓塞栓症と診断した．

1）胸痛の鑑別疾患[1]

胸痛を主訴としうる疾患の代表例を臓器別に列挙すると，以下の通りです．

・心血管系（心筋梗塞，冠動脈疾患，大動脈解離，心筋心膜炎）
・呼吸器系（肺血栓塞栓症，気胸，肺炎，胸膜炎）
・消化器系（消化管穿孔，潰瘍，胆石症，膵炎）
・筋骨格系（肋骨骨折，帯状疱疹）
・精神疾患等

胸痛を訴える患者では，上記鑑別を迅速かつ総合的に考慮する必要があります．そのなかでも特に危険な疾患をまとめて6 killer chest painと呼び，初めに除外する必要があります(後述)．なお，緊急性には乏しいため今回は多く触れませんが，筋骨格系の疼痛は意外と見落としやすいです．診察時には必ず，検査のみに頼らず，体表の視診・触診も忘れないようにしましょう．

2) 6 killer chest pain

胸痛といえばまず，6 killer chest painという概念があります．これは胸痛を主訴にやってくる致死的疾患の鑑別を意味します．4または5と習った方もいるかと思いますが，本稿では**急性心筋梗塞，急性大動脈解離，急性肺血栓塞栓症，緊張性気胸，特発性食道破裂，急性心筋心膜炎**の6つをさします．

致死的胸痛に対応する場合，通常の病歴聴取，身体診察といった診療を詳細に行うと，緊急治療の遅れにつながることがあるので注意しましょう．

緊急性の有無を評価する際には，五感を働かせて緊急性がないかを評価します．そうは言っても難しいと思うので，言葉にすると，いわゆる**交感神経活性化状態**にあるかはポイントとなるでしょう．例えば，頻脈や頻呼吸，冷汗，末梢冷感などは，どの病態だとしても緊急性を示唆します．また，呼吸数上昇，網状皮斑，乳酸値上昇があればショックとして迅速な対応が必要です．これらは，スイッチを入れる1つのチェックポイントとなります．

6 killer chest painのうち，急性心筋梗塞は特にcommonかつcriticalであるため，心筋梗塞を中心に置いて診察するとスムーズに進みます．まず12誘導心電図をとり，STEMIを除外してください．

<胸痛を訴える患者の診察の流れ>

① どの症例でも，まずはバイタルチェック（モニター装着），末梢ルート確保

② 同時進行で12誘導心電図
　→ST上昇があれば，STEMIとして対応
　→緊急カテーテル検査の適応

③ 採血検査（必ず心筋逸脱酵素，特にトロポニンを入れる），ポータブル胸部X線，心臓エコー検査（移動せず，その場でできる検査を優先）

④ 並行して病歴聴取，身体診察→6 killer chest painの可能性はないか

⑤ 追加精査を考慮（カテーテル検査，造影CTなど）

心筋梗塞以外の6 killer chest painもそれぞれが致死的疾患となりうるものであり，心筋梗塞のみに気をとられていると，足元をすくわれてしまいます．鑑別に重要な点を以下に示しました(**表1**)．あくまで救急外来をイメージし，その場で可能な鑑別検査を中心にまとめています．

表1 心筋梗塞との鑑別のポイント

	病歴聴取・身体診察	緊急で必要な検査
急性大動脈解離	大動脈痛，血圧の左右差	胸部X線：上縦隔の拡大 心臓エコー：flap，心嚢液，大動脈弁閉鎖不全症
急性肺血栓塞栓症	浮腫，頸静脈怒張 頻脈，頻呼吸 リスク因子（長期臥床，血栓徴候）	心電図，心臓エコー：右心負荷所見
緊張性気胸	呼吸音の左右差，打診で鼓音 頸静脈怒張，気管偏位	特になし （X線を撮る前に診断・治療）
特発性食道破裂	腹部所見の有無，皮下気腫 圧上昇のエピソード（嘔吐後，重い物を持った，など）	心臓評価での陰性所見
急性心筋心膜炎	感冒症状，先行感染，摩擦音	心臓エコー：心筋の浮腫，壁運動低下 心電図：広範なST変化

❶ 急性大動脈解離

急性大動脈解離は，急性心筋梗塞と最も区別のつきにくい疾患の1つです．冠動脈まで解離が及んだ場合は心電図変化や左室壁運動異常を伴うため，鑑別は困難となります．

心筋梗塞を思い浮かべたら，少しでも早く冠動脈造影に向かいたいところですが，“ミミックが潜んでいるかもしれない”と気づけたあなたは，その前に造影CTで大動脈解離を除外しておきたいという考えが頭をよぎることがあるかもしれません．こんなときには，まずは『**大動脈痛（典型的には背部の裂けるような疼痛）**』『**血圧の左右差**』を確認してみてください．これらのいずれかがあるようなら，冠動脈造影の前に造影CTへ急ぐべきでしょう．胸部単純X線による『**上縦隔の拡大**』も大動脈解離の可能性を高める有用な所見です．特にポータブル撮影が可能であれば，心不全の有無や気胸（緊張性ではない）の鑑別としても役立つため，診療の早い段階で行うべき検査です．

そして，やや細かいことですが，Dダイマー検査や造影CTといった時間のかかる検査が大動脈解離診断の律速段階となりがちなので，「大動脈解離が疑われるような状況では初期採血の段階からDダイマーをオーダーしておく」や「ルート確保時は造影時にも使える点滴チューブを選択しておく」といった配慮がすみやかに診療を進めるコツとなります[2)]．

❷ 急性肺血栓塞栓症

こちらも同じく，急性心筋梗塞と区別がつきにくく，また心電図変化（典型的には右脚ブロック，陰性T波，S1Q3T3など）をきたす可能性のある緊急疾患です．Dダイマー値などは有用ですが，血液検査結果が判明するには時間を要するため，疑った際はまず心電図および心臓エコー検査にてD shapeを含めた**右心負荷**がないかを確認しましょう．

表2 modified wells criteria

項目	点数
DVTの臨床症状	3.0
PEがほかの鑑別診断と比べてより濃厚	3.0
心拍数＞100回/分	1.5
過去4週間以内の手術もしくは3日以上の長期臥床	1.5
DVTもしくはPEの既往	1.5
喀血	1.0
悪性疾患	1.0
4点以下はPEの可能性低い	

文献4より引用.
DVT：deep vein thrombosis（深部静脈血栓症）
PE：pulmonary embolism（肺血栓症）

Well's criteria[3] は有名であり，肺血栓塞栓症を疑う根拠の1つです（**表2**）．このなかで，**頻脈（心拍数＞100回/分）**が基準に含まれていることには着目していただきたいです．肺塞栓の最も多い心電図異常は洞性頻脈です．肺塞栓による右心負荷を表す所見は心電図上はっきりしないことがあると覚えておきましょう！

❸ 緊張性気胸，特発性食道破裂

これらは胸痛を示すことがありますが，それぞれ心疾患とは性状が異なるため，鑑別に迷うことは少ないと思います．頭の片隅にさえあれば病歴聴取・身体診察から進めることができるはずです．また，緊急性の有無にもよりますが，単純CTまで施行すればほぼ診断も可能でしょう．

❹ 急性心筋心膜炎

急性心筋心膜炎については，最終的には冠動脈評価による心筋梗塞の除外が必要となりますが，そこまでは急性心筋梗塞と同様に考えていけばよいでしょう．

しいて鑑別の要点をあげるとすると，まず先行する感冒症状の有無は鑑別のポイントとなります．急性心筋心膜炎ではST変化が広範になりやすいことに着目するとよいでしょう．しかしながら，非専門医であるならば，まずはST変化があるかないかを見つけるだけでも十分でしょう．大切なのはST変化に気づき，すみやかに循環器内科医へのコンサルテーション（いない場合には転送）につなげることです．

3 心筋梗塞のカメレオン

症例4：胸痛を訴えない心筋梗塞

施設入所中の80歳女性．糖尿病に対して薬剤治療中，認知症あり．普段は食事も自力摂取するが，本日は食欲なく倦怠感を訴えていた．食後の内服の際に嘔吐あり，呼吸も荒く，検温にて頻脈を認めるとのことで施設職員付き添いにてwalk-inで救急外来を受診した．

12誘導心電図では非特異的なST変化を示していた．血液検査にてトロポニン上昇を認めたため，緊急冠動脈造影を行ったところ，冠動脈3枝病変を認めたため，カテーテル治療の後に入院となった．

1）どのような場合に注意すべきか

ときに臨床の場では，「症状のない急性心筋梗塞」「胸痛を訴えない急性心筋梗塞」に出会うことがあります．特に注意すべき症例として，**高齢，女性，糖尿病**があります．これらの患者は痛みを感じにくい，または慣れているため，胸痛症状を訴えることが比較的少ないといわれています．念頭において診察にあたらなければなりません．

また，**心臓から直径30 cm以内の疼痛**では，心筋梗塞を必ず鑑別にあげましょう．そもそも放散痛というのも心筋梗塞の症状の1つにあげられるように，必ずしも胸痛を訴えてくるわけではありません．あわせて，**冷汗や嘔気・嘔吐**は必ずclosed questionで聴取するようにしましょう．これらは疼痛ではないものの，心筋梗塞の典型的な随伴症状だからです．

2）トロポニン採血を利用する

では，胸痛を訴えない患者でどのように急性心筋梗塞を見つけ出せばよいでしょうか．1つの武器として，**トロポニンTまたはI採血**は，その感度の高さから，心筋虚血の証明または否定として広く使われています．CK-MBやその他の心筋逸脱酵素ももちろん検査すべきですが，感度・特異度ともトロポニンには敵いません．

基準値にはさまざまありますが，トロポニンTに関していえば，「来院時0.012 ng/mL未満かつ1時間での増加値が0.003 ng/mL未満」ならば除外，「来院時0.052 ng/mL以上または1時間での増加値が0.005 ng/mL以上」ならば心筋梗塞という基準を用いています[5)]．残念ながらトロポニンIは，さらに感度が高いため，まだこのような厳密な基準はありません．

ただし，感度が高いゆえ，軽度の心筋障害や心不全，腎機能障害，敗血症などの全身疾患でも上昇を認めることがあります．トロポニンの値で何でも解決するわけではありません．そんなときには，救急外来で経過観察して，時間をおいて採血・心電図などをとって判断するという戦略も考慮に入れましょう．

4 Advanced Lecture

● TIMI/GRACEリスクスコアにて予後予測する[6)]

TIMIリスクスコア（**表3**）およびGRACEリスクスコア（**表4**）は，急性冠症候群が疑われる患者について，予後予測するために用いられる指標です．日本循環器学会の「急性冠症候群ガイドライン」[11)]でも取り上げられており，非ST上昇型急性心筋梗塞（NSTEMI）患者で参考にすれば，緊急性の判断を含めたマネージメントの一助となるでしょう．

症例5

50歳男性，もともと高血圧症，糖尿病にて通院中．最近，階段歩行にて胸部絞扼感を自覚していたが，休むとすぐに治まるため経過観察していた．本日は普通に生活していたが，同症状の再燃を認め，改善しないため救急要請された．

来院時バイタルサインは以下．意識清明，血圧110/75 mmHg，心拍数95回/分，呼吸数12回/分，SpO_2 99％であり，呼吸状態は安定していた．12誘導心電図ではV_4～V_6に0.5 mm程度のST低下を認めるものの，ST上昇は認めない．

採血検査を施行したところ血清クレアチニン1.1 mg/dL，トロポニン陽性を認めた．

前述の通り，ST上昇を示す心電図変化を認めれば，迷わずカテーテル検査へと進むことができると思います．一方で，**症例5**のような患者にどのように対応するか，迷う場面もあるかもしれません．

本症例にこれらのスコアをあてはめてみると，TIMIリスクスコアは3点，GRACEリスクスコアは149点（＞140点）となり，24時間以内の早期侵襲的治療戦略の適応となります．つまり，少なくとも同日中のカテーテル治療が推奨されるという判定になります．

これらの指標はあくまで戦略基準に過ぎませんし，年齢や一時的なバイタルサインのみでもスコアは変化してしまうので，これだけですべてが決まるというものではありません．しかしながら，非循環器内科医でも緊急性を判断できる材料の1つとなり，循環器へのコンサルト時に背中を押してくれる指標にもなるかもしれません．

表3 NSTE-ACSの予後判定のためのTIMIリスクスコア

項目	No	Yes
年齢≧65歳	No：0	Yes：＋1
3つ以上の冠危険因子（家族歴，高血圧，高コレステロール血症，糖尿病，現喫煙）	No：0	Yes：＋1
既知の冠動脈疾患（狭窄度≧50％）	No：0	Yes：＋1
7日以内のアスピリンの使用	No：0	Yes：＋1
24時間以内に2回以上の狭心症状の存在	No：0	Yes：＋1
心電図における0.5 mm以上のST偏位の存在	No：0	Yes：＋1
心筋バイオマーカーの上昇	No：0	Yes：＋1

文献8より作成．

5 まとめ

1）胸痛患者への対応～ミミックを疑うポイント

- 心電図をとり，ST上昇を見逃さない
- 6 killer chest painを意識する

2）こんなときには心筋梗塞が隠れている～カメレオンを疑うポイント

- 高齢・女性・糖尿病に注意
- 心臓から直径30 cm以内の疼痛では常に疑う
- トロポニン採血を利用する
- GRACE/TIMI risk scoreにて予後予測する

表4 GRACE ACS リスクスコア

		スコア
年齢（歳）	＜40	0
	40～49	18
	50～59	36
	60～69	55
	70～79	73
	≧80	91
心拍数（回/分）	＜70	0
	70～89	7
	90～109	13
	110～149	23
	150～199	36
	≧200	46
収縮期血圧（mmHg）	＜80	63
	80～99	58
	100～119	47
	120～139	37
	140～159	26
	160～199	11
	≧200	0

		スコア
初期血清クレアチニン（mg/dL）	0～0.39	2
	0.4～0.79	5
	0.8～1.19	8
	1.2～1.59	11
	1.6～1.99	14
	2～3.99	23
	≧4	31
Killip分類	クラスⅠ	0
	クラスⅡ	21
	クラスⅢ	43
	クラスⅣ	64
心停止による入院		43
心筋バイオマーカーの上昇		15
ST部分の偏位		30

文献9，10より作成.

おわりに

いろいろと述べましたが，まずは何より心筋梗塞を疑うこと，そして的確に循環器内科へのコンサルテーションまたは紹介を行うことが重要です．施設ごとに対応も異なるため，早めに確認しておくことを推奨します．

引用文献

※日本は欧米に比して，カテーテルインターベンション施設へのアクセスがよい．文献参照の際にはその点を踏まえて読むことを推奨する．

1）McConaghy JR：Outpatient evaluation of the adult with chest pain. UpToDate, 2019

2）von Kodolitsch Y, et al：Clinical prediction of acute aortic dissection. Arch Intern Med, 160：2977-2982, 2000（PMID：11041906）

3）Wells PS, et al：Derivation of a simple clinical model to categorize patients probability of pulmonary embolism：increasing the models utility with the SimpliRED D-dimer. Thromb Haemost, 83：416-420, 2000（PMID：10744147）

4）van Belle A, et al：Wffrctiveness of managing suspected pulmonary embolism using an algorithm combining clinical probability, D-dimer testing, and computed tomography. JAMA, 295：172-179, 2006（PMID：16403929）

5）Mueller C, et al：Multicenter Evaluation of a 0-Hour/1-Hour Algorithm in the Diagnosis of Myocardial Infarction With High-Sensitivity Cardiac Troponin T. Ann Emerg Med, 68：76-87.e4, 2016（PMID：26794254）

6）Goldberg RJ, et al：Six-month outcomes in a multinational registry of patients hospitalized with an acute coronary syndrome (the Global Registry of Acute Coronary Events [GRACE]). Am J Cardiol, 93：288-293, 2004（PMID：14759376）

7）MDCalc GRACE ACS Risk and Mortality Calculator：
https://www.mdcalc.com/grace-acs-risk-mortality-calculator

8）Antman EM, et al：The TIMI risk score for unstable angina/non-ST elevation MI：A method for prognostication and therapeutic decision making. JAMA, 284：835-842, 2000（PMID：10938172）

9）Granger CB, et al：Predictors of hospital mortality in the global registry of acute coronary events. Arch Intern Med, 163：2345-2353, 2003（PMID：14581255）

10）Eagle KA, et al：A validated prediction model for all forms of acute coronary syndrome：estimating the risk of 6-month postdischarge death in an international registry. JAMA, 291：2727-2733, 2004（PMID：15187054）

11）日本循環器学会：急性冠症候群ガイドライン（2018年改訂版）．2019
https://www.j-circ.or.jp/old/guideline/pdf/JCS2018_kimura.pdf

Profile

木村　慶（Kei Kimura）

独立行政法人国立病院機構 静岡医療センター 循環器内科

市中病院で一般的な循環器内科診療，現在は特にカテーテルインターベンションを中心にしています．幅広く救急から終末期，看取りまで診られる医師でありたい，また地域や病院のニーズに沿った医師でありたいと心掛けています．

肺炎のミミックとカメレオン

日比野将也

1 典型的な肺炎パターン

肺炎の症状はご存知の通り，咳，痰の増加，呼吸困難，発熱，胸膜痛などが一般的です．病初期はウイルス性の急性上気道炎，いわゆる風邪と区別することは難しく，医療機関を受診し風邪として対症療法を受けるも改善せず，再度受診（あるいは他院を受診）しX線を撮ったら肺炎だったという経過はよくあることです．かといって2～3日前からの発熱を主訴に受診した患者さんに全例X線を撮ったりはしないですよね？ **初診時に考えるべきは，目の前の患者さんを急性上気道炎として帰宅させてよいのか，それとも肺炎の可能性が高いとしてすぐにX線を撮るべきか？** ということです．これには病歴や身体所見を利用した予測ルールがいくつかあり，筆者もよく参考にしています．

バイタルサインのうち体温，呼吸数，心拍数は特に重要で，この3つのみを使ったGennisのルールは肺炎の除外に有用です．

Gennisの肺炎予測ルール[1)]
3つのバイタルサインがすべて下記を満たす場合，肺炎を除外できる
〔陰性尤度比（LR－）0.18〕
- 呼吸数＜30回/分
- 心拍数＜100回/分
- 体温＜37.8℃

身体所見では聴診での呼吸音の左右差やcrackles，気管支呼吸音などがあげられますが，単一の身体所見のみでは肺炎を確定あるいは除外することは困難で[2)]，DiehrのルールやHeckerlingのルールのようにバイタルサインと身体所見を組み合わせることで診断精度を上げることができます．

Diehrの肺炎予測ルール[3)]

① 鼻水	−2点		−1点未満：LR＋0.22
② 咽頭痛	−1点		−1点以上：LR＋1.5
③ 寝汗	＋1点	→	1点以上　：LR＋5.0
④ 筋肉痛	＋1点		3点以上　：LR＋14
⑤ 1日中痰が出る	＋1点		
⑥ 呼吸数＞25回/分	＋2点		
⑦ 体温≧37.8℃	＋2点		

Heckerlingの肺炎予測ルール[4)]

① 喘息がない		0項目：LR＋0.1
② 体温＞37.8℃		1項目：LR＋0.2
③ 心拍数＞100回/分	→	2項目：LR＋0.7
④ Crackles		3項目：LR＋1.6
⑤ 呼吸音減弱		4項目：LR＋7.2
		5項目：LR＋17

肺炎の診断についての稿ではありませんので詳細は省きますが，このような所見を総合し，画像検査も合わせて肺炎と判断します．

ただし，**肺炎でも呼吸器症状を認めず倦怠感や食欲不振といった非特異的な症状のみしか認めない患者さんがいる**ことも忘れてはならず（3肺炎のカメレオンで詳述），肺炎の診断や除外はやはり意外に難しいです．

2 肺炎のミミック

症例1

ある日の午後，ER勤務中の同僚から入院依頼の電話が入った．

「55歳女性，関節リウマチで近医かかりつけの方の肺炎ね．熱はあるけど呼吸状態は落ち着いてて，明日までのセフトリアキソンとアジスロマイシン，オーダーしといたからあとよろしく～」

「あいよ～」気前よく入院患者を受けた．カルテを見ると以下のようにあった．

＊　　　＊　　　＊

55歳女性．5日前から咳と37.5℃の発熱．近くのクリニックを受診し感冒薬を処方された．3日前，症状が改善しないため同クリニックを再度受診．X線にて左上肺野に陰影を認めたため，肺炎と診断されて第3世代セフェム系経口抗菌薬を処方された．本日，動くと息が苦しいため救急要請，当院へ搬送される．関節リウマチに対してプレドニゾロン，メトトレキサートを内服中．

来院時バイタルサイン：GCS E3V4M6，心拍数110回/分，呼吸数28回/分，血圧124/56 mmHg，体温38.3℃，SpO_2 91％（室内気）→97％（O_2 3 L）

＊　　＊　　＊

入院時にオーダーされていた抗菌薬（セフトリアキソン＋アジスロマイシン）をそのまま継続とした.

ところが3日目になっても患者さんは解熱せず，呼吸数や自覚症状も改善がみられなかった. 不思議に思い上級医の先生に相談.「この病歴と経過やX線画像だったら，結核は思い浮かべないとね. もちろん調べてあるよね？」と言われた瞬間，顔が青ざめた. 同日調べた喀痰の抗酸菌検査でガフキー3号，後日結核菌PCRが陽性であることが判明した. 患者さんは大部屋に入院していた….

● 本当に市中肺炎か？ 多彩なミミックを意識しよう！

症例1のように顔が青ざめた経験をお持ちの方は少なくないのではないでしょうか（私もその1人です）.

市中肺炎は頻度の高い疾患であると同時にその徴候は非特異的で，しばしば騙されやすいという一面もあります. **症例1**のように肺炎という診断を鵜呑みにして別の鑑別疾患を想起しなくなってしまう（＝早期閉鎖）のは危険です. 肺炎のミミックは非常に多く（**表1**），**肺炎の診断で入院した患者さんの5～17％は非感染性の肺疾患であったという報告**もあります[5]. 頻度の高い疾患について概説します.

表1 肺炎のミミック

心血管	肺水腫 肺塞栓症	
悪性腫瘍	肺癌 転移性腫瘍 リンパ腫	
感染症	感染性心内膜炎 肺結核	
自己免疫疾患	びまん性肺胞出血 特発性器質化肺炎 サルコイドーシス 全身性エリテマトーデス 急性（慢性）好酸球性肺炎	多発血管炎性肉芽腫症 急性間質性肺炎 肺胞蛋白症 皮膚筋炎/多発性筋炎
薬剤性肺炎	抗悪性腫瘍薬 関節リウマチ治療薬 免疫抑制薬 抗菌薬	抗糖尿病薬 インターフェロン 漢方薬 抗循環器病薬
その他	放射線肺臓炎，急性呼吸窮迫症候群（ARDS）	

文献5～7を参考に作成.
ARDS：acute respiratory distress syndrome

❶ 結核

① 疾患の解説

肺炎ミミックのなかで見逃すとマズい疾患の代表格は，なんといっても「結核」です．日本は欧米諸国の4倍も罹患率が高く，中蔓延国とされています[8)]．

寝汗や体重減少といった非特異的症状に加えて咳，痰，血痰といった臓器特異的症状は細菌性肺炎にもみられるため，**症状だけで市中肺炎と結核を区別することは不可能**です．

胸部X線で上葉に空洞を伴う陰影があれば誰もが想起できると思いますが，そうではないパターンも多く存在します．CTで胸部X線よりも結核の病変を発見しやすいのは細菌性肺炎と同様ですが，浸潤影，気管支拡張などさまざまな所見を呈し，「こうすれば診断できる」というものはありません．まさに「疑ったものが救われる」疾患です．

② ミミックを見抜くために

結核を見逃さないために最も重要なことは「リスクを知ること」です（表2）．

結核のX線画像では，空洞，石灰化を伴わない球状陰影，石灰化結節，粟粒影といった所見が特徴です．CTでは気管に沿って分岐する「tree in bud」サインが有名です．**表2**のようなリスク因子がありこのような画像所見が（特に上葉に）みられた場合は積極的に結核を疑いましょう．

❷ 肺水腫

① 疾患の解説

肺水腫も結核と並ぶ肺炎ミミックの代表格です．心臓に基礎疾患をもつ患者さんが，起坐呼吸を主訴として受診され，頸静脈怒張，Ⅲ音が確認されれば診断は可能ですが，これらが揃うことは多くなく，心不全の診断や除外を単一の所見のみですることはできません．

表2 結核のリスク

宿主因子	全身疾患	悪性腫瘍 低栄養 珪肺 慢性閉塞性肺疾患	腎疾患 消化管手術後 肝硬変 セリアック病
	免疫抑制状態	ステロイド TNF阻害薬 臓器移植後	HIV感染 糖尿病
	依存症	薬物 タバコ	アルコール
環境因子		流行地域への渡航（アフリカ，中東，東南または東アジア，中央または南アメリカ） ホームレス 家族内発症	

文献6を参考に作成．

また心臓の基礎疾患をもつ患者さんが肺炎に罹患し，結果として心不全の増悪をみている可能性もあります．ですからX線で「butterfly shadow」あり→うっ血性心不全→利尿薬・血管拡張薬というように，心不全の原因を考えないで治療をする短絡的なアプローチでは肺炎ミミックの罠にまんまとハマってしまいます．

「浸潤影が片側だったら心不全ではなく肺炎」かというとそこにも罠があります．ブラや慢性閉塞性肺疾患（chronic obstructive pulmonary disease：COPD），弁膜症といった基礎疾患をもち，肺血流が正常ではない患者さんにおいては，**肺水腫の陰影は左右対象ではなく局所的な陰影にとどまることもあります**[5]．この片側性肺水腫（unilateral pulmonary edema：UPE）も肺炎ミミックの1つです（**表3**）[9]．UPEは肺炎や肺胞出血と間違えられやすく，心原性のUPEはうっ血性心不全の2％にみられ，誤診によって治療が遅れるために両側の肺水腫に比べて死亡率が高いという報告もあります[10]．

② ミミックを見抜くために

単一の所見では肺炎の顔をした心不全は見抜けません．基礎疾患（心不全や心筋梗塞の既往，脂質異常症，糖尿病，高血圧など）や病歴（夜間発作性呼吸困難，起坐呼吸，浮腫，体重増加），身体所見（Ⅲ音，頸静脈怒張，肝・頸静脈逆流，心雑音，下腿浮腫）を複合して「肺炎よりも心不全らしさ」に気づくことがfirst stepです[11]．

BNPやNT-proBNPは心不全の診断によく使われます．呼吸苦を主訴に救急外来を受診した患者さんにおいて**BNP＜100 pg/mLをカットオフとした場合，心不全の感度は90％，特異度76％であったという研究**[12]**や，NT-proBNP＜300 pg/mLのとき，心不全の陰性的中率は98％であったという研究**[13]など，心不全におけるBNP，NT-proBNPの診断精度に関する文献は多数あり，心不全の事前確率が低い場合にBNP（NT-proBNP）が低ければ除外できるという意味では有用といえます．しかし，肺炎による敗血症やARDS，高齢者，腎機能障害などでもBNPは高くなる傾向があり，高いからといって心不全とはいえず運用には注意が必要です．

画像所見ですが，胸部X線における心不全らしさには，心拡大や肺水腫所見があります．心不全を示唆する所見が「急性・慢性心不全診療ガイドライン」[14]に記載されているので紹介します（**図1**）．cephalization（肺尖部への血流の再分布所見：**図1①**）をはじめ，間質性肺水腫所見であるperivascular cuffing（肺血管周囲の浮腫：**図1②**），Kerley's A，B

表3 片側性肺水腫の原因疾患

・僧帽弁閉鎖不全症	・気管支閉塞
・長時間の側臥位	・体液過剰
・肺静脈閉塞	・急速な胸水穿刺（再膨張性肺水腫）
・胸膜癒着術後	・Swyer-James症候群
・肺挫傷	・BTシャント術
・片側の肺気腫やブラ	

文献9を参考に作成．

およびC（図1③～⑤），peribronchial cuffing（気管支周囲の浮腫：図1⑥）がみられ，さらに進行すると肺胞性肺水腫所見であるbutterfly shadow（肺門部の蝶形像：図1⑧）がみられます．胸部CTではスリガラス様陰影や小葉間隔壁の肥厚，血管系の拡張や胸水などが参考となります．ただし，ARDSやニューモシスチス肺炎などでもスリガラス陰影を呈するため注意が必要です．心エコー（壁運動の異常や弁膜症の有無，拡張能の評価など）や最近はやりの肺エコー（Bラインの増加）も参考になります．**呼吸器症状がある患者さんを診たとき，原因は肺と決めつけず常に心臓の評価をする癖をつけること，さらに肺炎として抗菌薬治療中にもかかわらず状態が悪化したとき，不整脈や心筋梗塞，弁膜症などが隠れていないか？ と心臓の異常を疑うことが**，ミミックを見抜くコツです．

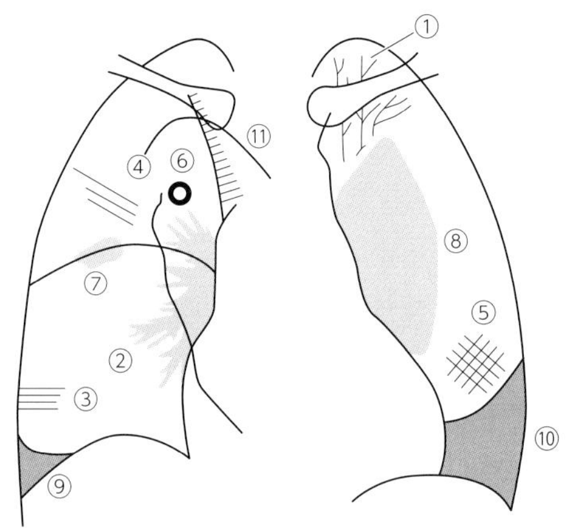

① **cephalization（角出し像）**
肺尖部への血流の再分布所見（肺静脈圧15～20 mmHg）
② **perivascular cuffing（肺血管周囲の浮腫）**
③ **Kerley's B line（カーリーB線）**
④ **Kerley's A line（カーリーA線）**
⑤ **Kerley's C line（カーリーC線）**
⑥ **peribronchial cuffing（気管支周囲の浮腫）**
②-⑥：間質性肺水腫所見（肺静脈圧20～30 mmHg）
⑦ **vanishing tumor（一過性腫瘤状陰影）**
胸水
⑧ **butterfly shadow（蝶形像）**
肺胞性肺水腫所見（肺静脈圧30 mmHg以上）
⑨ ⑩ **costophrenic angle（肋骨横隔膜角）の鈍化**
胸水
⑪ **上大静脈の突出**

図1 心不全の胸部単純X線写真（シェーマ）
日本循環器学会/日本心不全学会．急性・慢性心不全診療ガイドライン（2017年改訂版）
https://www.j-circ.or.jp/cms/wp-content/uploads/2017/06/JCS2017_tsutsui_オリジナル版_190830.pdf（2020年7月閲覧）より転載．

❸ びまん性間質性肺疾患

① 疾患の解説

咳と発熱，息切れがある患者さんのX線でスリガラス陰影を認めた場合，マイコプラズマなど非定型肺炎を疑い抗菌薬を投与することまでは誰でもできると思います．ところが改善が乏しく抗菌薬のカバーを広げる→それでもよくならない→再度X線を撮影すると肺は真っ白…こうしているうちに患者さんの肺はどんどん悪くなり早期治療のタイミングを逃すことになってしまいます．

しかし初期対応の時点で非定型肺炎以外の疾患をどこまで想起できるでしょうか？ 実は，肺間質に炎症や線維化を起こす病態は200種類くらいあるといわれています（表4）[6]．感染症でも**細菌性肺炎だけではなく真菌，ウイルス性肺炎も考慮しなければなりません．**頻度の多いマイコプラズマやレジオネラだけに決め打ちして，いつもの抗菌薬投与で治るだろうと気を抜くと痛い目にあうことがあります．

表4 間質性肺疾患の鑑別

膠原病関連肺疾患	強皮症 皮膚筋炎 関節リウマチ Sjögren症候群	多発性筋炎 全身性エリテマトーデス 混合性結合組織病 脊椎硬化症
感染症	ウイルス…インフルエンザ，サイトメガロ，SARS-CoV-2など 細菌………マイコプラズマ，レジオネラ，クラミジアなど 真菌………ニューモシスチス，クリプトコッカス，コクシジオイデスなど リケッチア 寄生虫	
その他全身疾患による肺疾患	神経線維腫症 ランゲルハンス細胞組織球増加症 多発血管炎性肉芽腫症 アミロイドーシス Gaucher病 結節性硬化症	サルコイドーシス 好酸球性肉芽腫症 Niemann-Pick病 Hermansky-Pudlak病 Goodpasture症候群 びまん性汎細気管支炎
薬剤性・医原性肺疾患	抗菌薬 抗炎症薬 抗悪性腫瘍薬 酸素毒性 臓器移植後肺臓炎	抗不整脈薬 抗てんかん薬 放射線肺臓炎 麻薬
循環器系疾患による肺疾患	肺梗塞 ARDS	肺水腫 尿毒症肺
肺胞が分泌物により埋まる疾患	肺胞蛋白症 リポイド肺炎 好酸球性肺炎	特発性肺胞出血 肺胞微石症
職業や環境因子による肺疾患	石綿肺 ベリリウム症 鉄沈着症 過敏性肺臓炎	石炭労働者のじん肺 滑石肺 錫肺症 珪肺
特発性間質性肺炎	特発性肺線維症 急性間質性肺炎	非特異性間質性肺炎 特発性器質化肺炎

文献6，15を参考に作成．

② ミミックを見抜くために

びまん性間質性肺疾患の説明には大量の誌面を要するためここでは省きますが，ミミックを見抜くポイントは，ここでもやはり病歴と身体所見です．病歴として参考になる項目は年齢や性別，喫煙歴はもちろん，既往歴（免疫抑制状態や膠原病），家族歴，薬剤曝露歴（内服，健康食品，違法薬物），職業歴（アスベストや粉塵，塗料，スプレーのガスなど），ペット飼育歴（特に鳥），住居環境（エアコンや加湿器，カーペットなど）が重要です．症状発症から受診時までの経過の速さ（年の単位か，または月/日/時間の単位か）や寛解増悪因子（抗原の有無）も聞きましょう．review of systemsでは咳や呼吸困難，痰，血痰，胸膜痛，喘鳴，皮疹，口渇，目の症状（充血，羞明，視力低下，霧視），消化器症状（腹痛，嘔気，血便），関節症状（痛み，朝の強張り），Raynaud症状といった詳細な病歴聴取がヒントとなります．

また身体所見としては肺（ラ音，squawk，胸膜摩擦音）だけでなく皮膚（結節性紅斑，触知可能な皮疹，ヘリオトロープ皮疹，蝶形紅斑），目（結膜貧血，充血，視力低下），唾液腺（痛みや腫大），リンパ節（大きさや分布），筋骨格系（脱力，滑膜炎，関節炎），神経（しびれ，感覚障害），心血管（心膜摩擦音，心雑音），四肢（Gottron徴候，機械工の手，ばち指，Raynaud症状）などを診察しましょう．

びまん性間質性肺疾患を疑ったときは胸部CT，特に高分解能CT（HRCT）の撮影をお勧めします．肺の二次小葉を意識した観察をすることで鑑別をぐっと絞ることができます（詳細は成書を参照してください）．

3 肺炎のカメレオン

症例2

78歳男性．脳梗塞後遺症で片麻痺と認知症があり施設入所中．3日前から倦怠感と右の背部痛が出現．昨日から食欲不振と関節痛が出現．今朝嘔気が出現したため受診．咳や痰は認めない．

来院時バイタルサイン：GCS E4V4M6，心拍数96回/分，呼吸数24回/分，血圧146/68 mmHg，体温37.2℃，SpO_2 95%（室内気）．

右背部に叩打痛はなし．血液検査では白血球数6,500/μL（分画正常），CRP 2.1 mg/dL．尿管結石を疑い尿検査をするも潜血は陰性．腹部X線（KUB）を撮影したが尿管結石は指摘できず，腸管ガスを認める以外に異常所見はなさそうであった．「血尿はないですが尿管結石ですかねー．はっきりしませんが鎮痛薬出しておきますので明日また来てください」と帰宅させた．

翌日出勤してみると指導医から一言．「先生が昨日尿管結石で帰宅させた患者さんね，肺炎だったよ．側面のX線があれば一発だったね」．腹部X線を見直し，肺野条件に変えてみると右下肺に浸潤影が映っていた．肺炎に伴う胸膜炎であった．

KUB：kidney ureter bladder（腎尿管膀胱撮影）

● 気づかぬうちに見逃している，「肺炎カメレオン」

❶ 症状に騙されるな！

肺炎が多彩な症状を呈することはよく知られています．咳や痰といった肺炎らしい症状がなく，倦怠感や消化器症状（嘔気，嘔吐，下痢），関節痛，意識障害といった非特異的な症状しかないということも珍しくありません．**高齢者，免疫抑制者は特に注意が必要です．高齢者の肺炎のうち，2/3は咳や発熱，息切れがなく，半数近くはごく軽度からさまざまな程度の意識障害を呈する**との報告もあります[6]．

肺炎を見逃さないために，咳や呼吸困難，そして高熱がなくても肺炎が潜んでいる可能性を意識することが重要です．**症例2**の患者さんは頻脈と頻呼吸を認めています．特に呼吸数は敗血症の指標であるqSOFAの1項目にもなっており必ず確認したいバイタルサインです．安易に「尿管結石」などと飛びつくのではなく，「関節痛」「尿管結石にしては頻呼吸」といった**想定疾患とは合わない所見を探し**「なんか変？」と思ったら，再度病歴聴取と身体所見に戻りましょう！

❷ “胸部X線撮っちゃえば”何でもわかるのか？

上記のように，多彩な症状を呈する肺炎．病歴聴取は後にして，もうさっさとX線を撮ってしまった方が早いように思ってしまいますよね．しかしここにも落とし穴があります．X線は肺炎を診断するうえで欠かせない検査ですが，「所見があるはず」と疑って画像を見ないと**症例2**のように「見えているのに見えない」ことになってしまいます．しかも肺炎の診断にX線は王道ですが，感度は46～77％と高くはありません[6]．発症早期の場合や脱水など，X線に映りにくい状態もありますし，肺に基礎疾患をもつ患者さんでは判断が難しく，ポータブルX線や肥満患者ではなおさら判断が難しくなります[16]．

こんなとき，**側面像を追加することで背側の肺炎や結節影が見つかることもあります．**正面像でざっと眺めるだけでなく，横隔膜ドームの背側や心臓の裏などに注意を払い，怪しい場合は側面もオーダーする癖をつけたいですね（**図2**）．側面像は見たい側をフィルムに近づけることで鮮明に見えますのでオーダーにも気を使いましょう（心臓の裏の肺炎像を見たければX線の方向はR→Lでオーダーしましょう）．

❸ “みんなCT撮っちゃえば”…でいいのか？

「えぇい面倒くさい！ CT撮れば悩まなくてすむ！」と思っている方，胸部CTがX線に比べてどれくらい患者さんに負担があるか想像してオーダーしていますか？ 確かに肺炎の診断精度においてCTはX線よりも優れています．しかし，肺炎疑い全例でCT撮影を選択することにはいくつか懸念点もあります．CTはコストと被曝の面で患者さんに大きな負担（胸部CTの被曝量は胸部X線写真1枚の100倍以上！）を強いてしまいます．それだけでなく本来臨床的に問題とならないはずの小さな所見までも見えてしまうことがあります．肺炎を診断すべく実施した胸部CTで小さい結節が見えた場合，医師はその事実を患者さんに説明し，フォローする義務があります．たまたま肺癌が見つかり早期治療に結びつく方もいますが，実際はそうでないことが多く，患者さんは不必要な精査や数年にわたるフォ

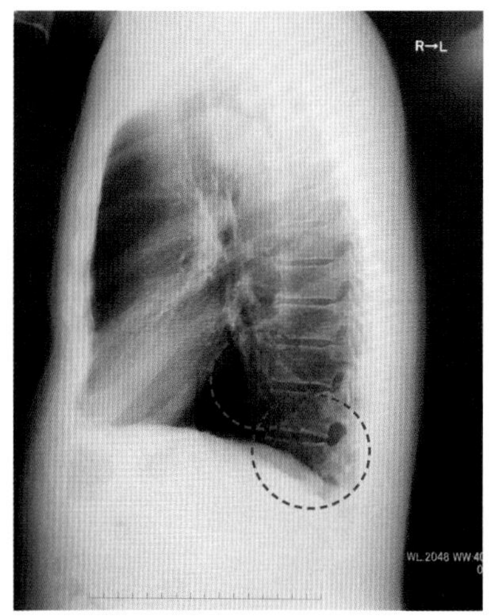

図2 X線側面像（正常）
横隔膜ドームの背側（◌），心臓の裏（◌）などに注意を払おう．

ローを強いられることになります[17]．ちなみに，**肺炎の診断にCTを追加することで予後がよくなるというエビデンスはありません．**

上記のように，肺炎の診断をするうえではX線写真で十分なことが多く，「よくわからないならすぐCT」は自分の診断能力の向上を妨げることにもなります．やはり，「我々の安心のために」ではなく，臨床的に肺炎が疑わしいが胸部X線で異常がみられない場合にCTを撮る，という感覚をもっていたいですね．

4 まとめ

1）こんな肺炎は変だ！～ミミックを疑うポイント

・想定した起因菌に対して治療をしているのに改善が乏しい場合
・免疫抑制状態や心疾患など，基礎疾患をもっている場合
・患者さんの背景（喫煙，職業，住居やペットなど環境要因）が特徴的な場合

2）こんなときには肺炎が隠れている～カメレオンを疑うポイント

・高齢者は非典型的なパターンでやってくることが多い．非特異的な症状で受診した高齢者は肺炎を疑う閾値を下げよう
・しかし「よくわからないならすぐCT」は自分の診断能力の向上を妨げるだけでなく，患者さんにも負担を強いることになる．X線で診断する癖をつけよう
・「想定している疾患に合わない所見はどこだろう？」と自分の思考に懐疑的になる姿勢が「決め打ち」から自分を救ってくれる

引用文献

1) Gennis P, et al：Clinical criteria for the detection of pneumonia in adults：guidelines for ordering chest roentgenograms in the emergency department. J Emerg Med, 7：263-268, 1989 (PMID：2745948)

2) Metlay JP, et al：Does this patient have community-acquired pneumonia? Diagnosing pneumonia by history and physical examination. JAMA, 278：1440-1445, 1997 (PMID：9356004)

3) Diehr P, et al：Prediction of pneumonia in outpatients with acute cough--a statistical approach. J Chronic Dis, 37：215-225, 1984 (PMID：6699126)

4) Heckerling PS, et al：Clinical prediction rule for pulmonary infiltrates. Ann Intern Med, 113：664-670, 1990 (PMID：2221647)

5) Black AD：Non-infectious mimics of community-acquired pneumonia. Pneumonia (Nathan), 8：2, 2016 (PMID：28702282)

6) Long DA, et al：Clinical mimics：an emergency medicine focused review of pneumonia mimics. Intern Emerg Med, 13：539-547, 2018 (PMID：29582318)

7)「薬剤性肺障害の診断・治療の手引き 第2版 2018」(日本呼吸器学会 薬剤性肺障害の診断・治療の手引き第2版作成委員会/編), メディカルレビュー社, 2018

8) 北薗英隆：結核 いまだ中蔓延国の日本, 結核の疑いを常にもち, 検査の特性および標準治療を理解しておく. Hospitalist, 3：73-85, 2015

9) Singh A & Wander GS：An unusual masquerade of community acquired pneumonia：Left-side unilateral pulmonary edema. Lung India, 30：344-346, 2013 (PMID：24339496)

10) Attias D, et al：Prevalence, characteristics, and outcomes of patients presenting with cardiogenic unilateral pulmonary edema. Circulation, 122：1109-1115, 2010 (PMID：20805429)

11) Wang CS, et al：Does this dyspneic patient in the emergency department have congestive heart failure? JAMA, 294：1944-1956, 2005 (PMID：16234501)

12) Maisel AS, et al：Rapid measurement of B-type natriuretic peptide in the emergency diagnosis of heart failure. N Engl J Med, 347：161-167, 2002 (PMID：12124404)

13) Januzzi JL, et al：NT-proBNP testing for diagnosis and short-term prognosis in acute destabilized heart failure：an international pooled analysis of 1256 patients：the International Collaborative of NT-proBNP Study. Eur Heart J, 27：330-337, 2006 (PMID：16293638)

14) 日本循環器学会/日本心不全学会. 急性・慢性心不全診療ガイドライン (2017年改訂版)
https://www.j-circ.or.jp/cms/wp-content/uploads/2017/06/JCS2017_tsutsui_オリジナル版_190830.pdf
(2020年7月閲覧)

15) 瀬尾龍太郎：びまん性肺疾患総論 鑑別と治療のオーバービュー. Hospitalist, 3：97-109, 2015

16) Musher DM & Thorner AR：Community-acquired pneumonia. N Engl J Med, 371：1619-1628, 2014 (PMID：25337751)

17) Ittyachen AM, et al：The forgotten view：Chest X-ray-Lateral view. Respir Med Case Rep, 22：257-259, 2017 (PMID：29021952)

Profile

日比野将也 (Masaya Hibino)

藤田医科大学 救急総合内科

地域医療を志して家庭医療専門医を取得. その後診断学や重症管理をもできるジェネラリストをめざしてまさかの大学へ移籍. 現在はICUで内科的集中治療を勉強中です.「どんなセッティングでもベストな医療を提供できる最強のジェネラリスト育成」が当科のモットー. 皆さん見学にいらしてください！

急性腹症のミミックとカメレオン
腹膜刺激徴候がなければ大丈夫？

髙場章宏

はじめに

皆さんの研修病院は，すぐにCTを撮れる環境だと思いますが，腹痛診療において「とりあえずCT」をオーダーしたことはありませんか？ なんとなくCTを撮ったけど，診断がつかなくて困ったことは？

撮影したCT画像に誰がみてもわかるような「答え」があればいいのですが，そんな都合のよいことばかりではありません．頭に鑑別診断があがっていなければ，細かい所見（わずかなfree airなど）には気づけませんし，画像という見逃しの証拠をつくることにもなります．「とりあえずCT」はパルプンテ（ドラゴンクエストに登場する，よいことが起きるか悪いことが起きるかわからない呪文）と同じですね．

腹痛診療の敗北は，緊急処置が必要な「急性腹症（急性発症で，緊急手術などの迅速な対応が必要な腹部疾患群）」を見逃すことです．CTという強い味方がいるにもかかわらず，負けに陥るのは，「① 身体診察が甘い（結果として腹膜刺激徴候を見逃す）」，「② 病歴聴取が甘い（結果として血管病変を見逃す）」，「③ 腹腔外の疾患を考えていない」ときに多いのではないでしょうか．本稿ではそんな負けパターンのメカニズムと回避法を探ってみましょう．

1 典型的な汎発性腹膜炎

症例1

ある日の当直中．特に既往のない30歳代男性が，2時間前から突然上腹部に激痛が生じたため，救急外来を受診した．

身体所見：意識清明，血圧130/60 mmHg，心拍数90回/分，呼吸数20回/分，SpO_2 99％，体温36.8℃．

腹部はカチンコチンに硬く，全体に打診痛があり，圧痛の最強点は心窩部だった．

研修医「バイタルは安定しているけど，めちゃくちゃ痛がってるな．とりあえずCTを撮っておこう」

造影CTを撮影したが，明らかな異常は見つからなかった．投与したアセトアミノフェンが効いて，患者が「楽になったので帰りたい」と言うので，帰宅させた．

翌朝，CTを読影した放射線科医師から，「肝表面にわずかなfree airがあり，消化管穿孔が疑われる」と電話があった．慌てて患者を呼び戻したところ，症状が増悪しており，緊急手術となった．

外科医「パンペリなんだから帰しちゃ駄目でしょ！」

研修医「パリピ？ ドンペリ？ なんですか，それ」

1）腹膜刺激徴候を見逃さない！

腹膜刺激徴候は，腹膜炎を示唆する徴候です．いくつかありますが（**表1**），最も特異度が高いのは筋強直（rigidity）です．筋性防御（guarding）が触診時に痛みや不安で随意的な筋収縮が起きた場合をさすのに対して，筋強直は腹壁に及んだ炎症によって，持続的な不随意の筋収縮が起きている状態をさします．これらを見分けるためには，会話などで気をそらせながら優しく触ること，表情や筋肉の収縮から痛みを読みとることがポイントです．

比較的感度が高い身体所見としては，打診痛（percussion tenderness，tapping pain）や咳嗽試験があります．反跳痛（rebound tenderness）は，感度は高いものの特異度が低く，患者の苦痛も大きいため，近年はあまり推奨されなくなっています．

2）腹膜刺激徴候のメカニズム

表1をみると，腹膜への刺激が弱い所見ほど特異度が高く，刺激が強い所見ほど感度が高いことに気づきます．

腹膜に炎症が波及すると，炎症の強さに応じて痛みの閾値が低下します．これによって，普通なら痛くないはずの弱い刺激でも痛みを感じるようになるのです．腹膜の炎症が軽度なら，比較的強い刺激である反跳痛や打診痛のときだけ痛みが生じます．一方，炎症が高度になると，優しく触っただけでも痛みが起きたり（筋性防御），触らなくても筋肉が収縮する（筋強直）ようになると考えられます[1]．

表1 腹膜刺激徴候

刺激弱

所見	感度（%）	特異度（%）	陽性尤度比	陰性尤度比
筋強直	6～66	76～100	3.6	0.8
筋性防御	13～90	40～97	2.3	0.6
打診痛	57～65	61～86	2.4	0.5
反跳痛	37～95	13～91	2.0	0.4
咳嗽試験	44～85	38～85	1.9	0.5

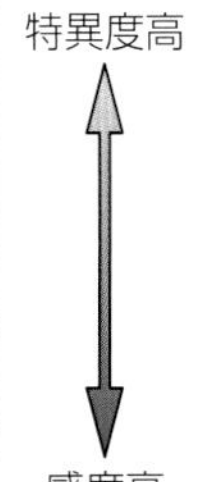

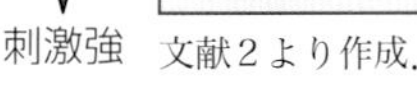

文献2より作成．

ですので，炎症が起こりにくいステロイド使用者や免疫不全患者，痛みの閾値が高い場合（統合失調症患者や高齢者など）では，**腹膜刺激徴候がわかりにくくなります**．また，高度の肥満がある場合や腹筋が薄くて弱い場合も，検者が腹筋の収縮を感じとりにくく，腹膜刺激徴候を検出しづらいです．

3）汎発性腹膜炎≒外科コンサルト

腹膜刺激徴候が腹部全体に認められた場合，汎発性腹膜炎（pan-peritonitis，いわゆるパンペリ）と考えられます．汎発性腹膜炎を疑った場合，上部消化管穿孔，下部消化管穿孔などの外科的疾患を念頭において対応してください．腸管周囲の微小なfree airはわかりにくいことも多いので，CTで診断が確定しなくても，基本的に「**汎発性腹膜炎≒外科コンサルト**」と考えてOKです．例外的に，汎発性腹膜炎を呈するのに手術が不要な疾患は，急性膵炎，特発性細菌性腹膜炎，骨盤内炎症性疾患くらいです．

症例1も，汎発性腹膜炎の所見があり，安易に帰宅させるべきではありませんでした．

ここがポイント

- 腹部全体に腹膜刺激徴候（筋強直，筋性防御や打診痛）があれば，汎発性腹膜炎と考える
- 汎発性腹膜炎≒外科コンサルトが必要

2 急性腹症のカメレオン

症例2

慢性腎不全で維持透析をしている80歳代男性．透析中から腹部全体の強い持続痛，嘔吐，下痢があり，耐えられないため救急搬送された．

身体所見：意識清明，血圧140/70 mmHg，心拍数100回/分（不整），呼吸数22回/分，SpO_2 99％，体温36.8℃．

腹膜刺激徴候はない．腹部全体に強い自発痛はあるが，圧痛ははっきりしない．

研修医「ひどく痛がる割に，腹部所見は大したことないな．外科は呼ばなくてもいいか…？」

造影CTを撮影したが，free airや腸閉塞はなし．腸管壁の肥厚はあったが，腸管の造影効果は保たれていた．

研修医「腸炎かな？ 鎮痛薬を使っても痛みが続くので経過観察入院にしよう」

ところが，夜間にかけて，頻呼吸，頻脈が出現．再度診察すると意識レベルが低下し，腹部は膨満していた．もう一度CTを撮ると，広範な腸管壊死の所見を認め，非閉塞性腸間膜虚血（NOMI）が疑われた．外科にコンサルトしたが，あっという間に非代償性ショックとなり，死亡した．

1）腹膜刺激徴候がないわりに自覚症状が強い→血管病変を疑う！

腹痛患者を診察する際は，腹膜刺激徴候の有無に注目しがちです．しかし，**症例2**のような血管病変による腹部症状の場合は，初期に腹膜に炎症が起きないため，腹膜刺激徴候が出ません（だからこそ，痛くてものたうち回ることができます）．「**自発痛が強いわりに腹膜刺激徴候がない患者**」では，**腹部大動脈瘤破裂（切迫破裂も含む）や，急性腸管虚血といった血管病変を疑う**必要があります．当然，血管病変なので「**突然発症**」というキーワードがあるときも疑ってください．

2）腹部大動脈瘤破裂を疑ってエコーを当てる！

腹部大動脈瘤破裂の死亡率は約50％[3]と非常に予後が悪いです．所見として腹部の拍動性腫瘤が有名ですが，触診で腹部大動脈瘤を検出できる症例は68％程度しかありません[4]．エコーなら感度・特異度ともに95％以上と報告されているので[5]，病歴から疑った場合はエコーを当てましょう（**表2**）．

3）急性腹症における最恐カメレオン：急性腸管虚血

また，急性腸管虚血も救急外来での診断が難しいうえに，腸管壊死に陥れば死亡率は非常に高く[6]，急性腹症における最恐のカメレオン疾患です．

血管に原因がある急性腸管虚血は，上腸間膜動脈塞栓症（superior mesenteric artery embolus：SMAE），上腸間膜動脈血栓症（superior mesenteric artery thrombosis：SMAT），非閉塞性腸間膜虚血（non-occlusive mesenteric ischemia：NOMI），上腸間膜静脈血栓症（superior mesenteric venous thrombosis：SMVT）の4つに分類されます（**表3**）．

血管性の腸管虚血の診断のポイントは，前述のように「**自覚症状と身体所見に乖離がある**」ことと，「**リスク因子**」があることです．さまざまなリスク因子が報告されていますが，まとめると「**心疾患（不整脈や弁膜症）**」，「**末梢動脈疾患**」，「**透析**」**の3つ**です．しかし，痛みを訴えられないような基礎疾患のある高齢者に生じることもあります．そのような患者では広範囲の腸管がすでに壊死に至った状態で医療機関を受診することになり，「**原因不明のショック**」しか疑うヒントがない場合さえあります．このキーワードをみたときに急性腸管虚血を想起できるようになりましょう．

疑った場合は造影CTが第一選択です．腸管虚血の読影ポイントを以下に示します[8]．

表2　腹部大動脈瘤破裂を疑うべき病歴

患者因子	症状
高齢 男性 喫煙者	腹痛（49～72％）[7] ショック（32～61％）[7] 背部痛，腰部痛（27～58％）[7] 失神（19～32％）[7] 嘔気，嘔吐（12～33％）[7] 下肢虚血（頻度不明）

表3 急性腸管虚血のタイプ

	原発性（血管性）				続発性
	上腸間膜動脈塞栓症（SMAE）	上腸間膜動脈血栓症（SMAT）	非閉塞性腸間膜虚血（NOMI）	上腸間膜静脈血栓症（SMVT）	絞扼性小腸閉塞
特徴	突然発症	食後の腹痛が先行	症状はさまざま．腹痛がないことも多い	緩徐に発症	持続痛，腹膜刺激徴候があると疑わしい
リスク	心房細動，心筋症，弁膜症，血管造影後	糖尿病，高血圧症，脂質異常症，喫煙などの動脈硬化素因	心疾患，末梢動脈疾患，透析，ショック，心臓血管外科術後など	凝固亢進，門脈圧亢進，膵炎など	腹部手術既往

頻度：絞扼性小腸閉塞＞SMAE＞NOMI＞SMAT＞SMVT
文献8，9を参考に作成．

❶ 血管

上腸間膜動脈（superior mesenteric artery：SMA），下腸間膜動脈（inferior mesenteric artery：IMA），ならびに腹腔動脈に塞栓・血栓・解離がないかチェックします．上腸間膜静脈（superior mesenteric vein：SMV）の血栓，およびsmaller SMV sign（SMV径＜SMA径：広範な腸管虚血を示唆）の確認も忘れずに．

❷ 腸管壁

壁の厚さ（肥厚は静脈閉塞，菲薄化は動脈閉塞を示唆），単純CTでの吸収値（低吸収は浮腫，高吸収は出血を示唆），造影効果（不良であればあるほど，壊死を示唆），腸管壁内気腫の4点を確認しましょう．

❸ 腸間膜

限局性の脂肪織濃度上昇や液体貯留は虚血を示唆します．

これらの所見，すべてに普段から眼を通していますか…？ あるメタアナリシスの結果では，造影CTの感度，特異度はともに90％以上とされていますが[10)]，**腸管虚血の画像所見は多彩で，かつ個々の所見の感度は高くありません**[11)]．**症例2**のように造影効果が保たれているからといって，腸管虚血を除外することはできないのです．**病歴から疑って読影しなければ，腸管虚血を見逃す**可能性があります．

CTで診断できたor疑いが残る場合は，血管造影を行い，診断／再開通療法に進みます．しかし，**腹膜刺激徴候が出現している場合は，すでに腸管が壊死していると考えられるので開腹手術が必要**となります．外科を呼ぶという判断においても詳細な腹部診察が重要です．

4）絞扼性小腸閉塞

急性腸管虚血の原因として最も多いのは，絞扼性小腸閉塞です．近年，癒着性小腸閉塞と誤診し，訴訟になるケースが増えています[12)]．前述のように，腸管虚血の画像診断は難しいにもかかわらず，症状や身体所見よりも画像所見を重視して診断してしまうためと考

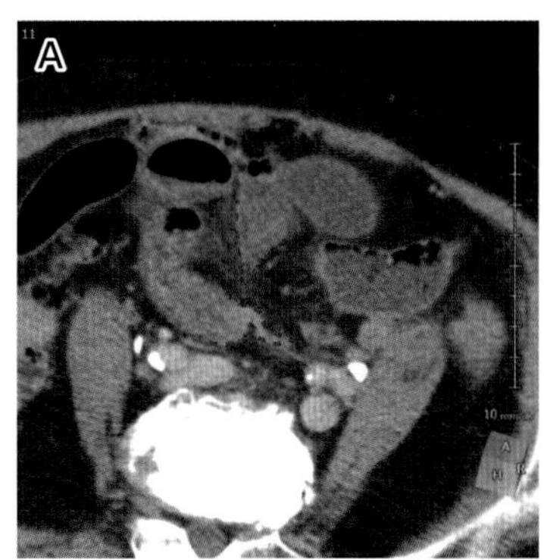

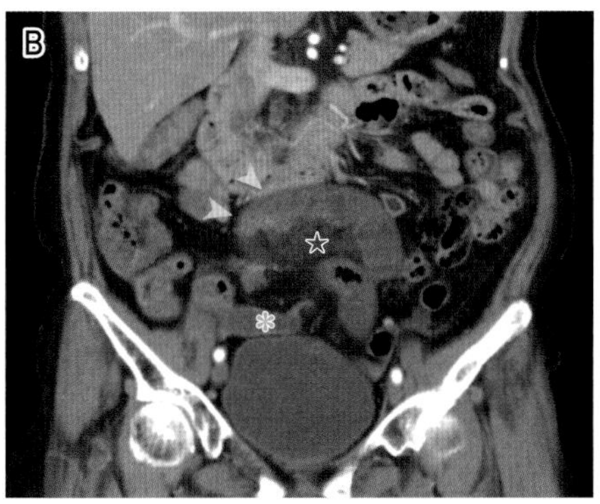

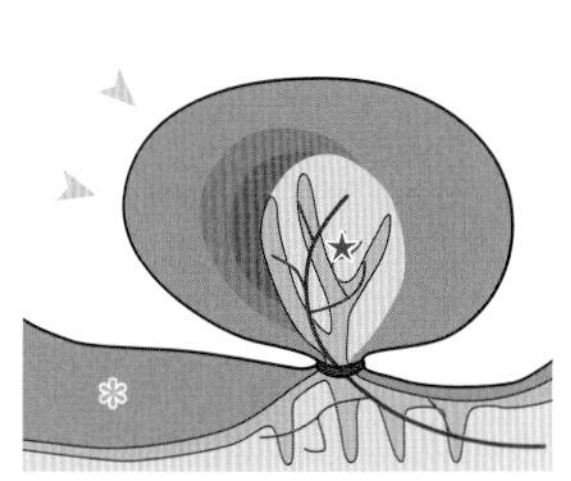

図 closed loopを伴う小腸閉塞のCT画像

A）軸位断：2箇所の狭窄部（---）が隣接しているのでclosed loopである．
B）冠状断：うっ血を示唆する腸管壁肥厚（➤），腸間膜浮腫（★）を認める．口側腸管も拡張している（＊）．
C）closed loopの模式図．文献13より引用．

えられます．**持続痛や腹膜刺激徴候がある小腸閉塞**では，絞扼による腸管虚血を疑い，CT読影時は地道に腸管を辿ってclosed loop（2カ所の狭窄部が隣接している所見）を探してください（図：冠状断の方が見やすいです）．**closed loop≒手術適応**です．

ここがポイント

- 突然発症例や，腹膜刺激徴候がなくても強い持続痛を訴える患者では血管病変を疑う．まずは腹部大動脈瘤を検出するためにエコーを行う
- 「持続痛」，「腹膜刺激徴候」を伴う小腸閉塞では，絞扼性小腸閉塞を疑ってCTで「closed loop」を探す
- 「自覚症状と身体所見に乖離がある」＋「リスク因子（心疾患，末梢動脈疾患，透析）」もしくは「原因不明のショック」では，腸管虚血を鑑別にあげる

3 急性腹症のミミック

症例3

高血圧の既往がある80歳代女性．1時間前からの嘔吐を伴う心窩部痛を主訴に救急搬送された．

身体所見：意識清明，血圧160/80 mmHg，心拍数100回/分，呼吸数20回/分，SpO_2 99％，体温36.8℃．

腹膜刺激徴候なし，圧痛もはっきりしない．

研修医「腹部の身体所見は軽微で，嘔吐もあるので胃腸炎かと思います」

指導医「12誘導心電図はとったの？ とってないならとっておいて！」

12誘導心電図でⅡ，Ⅲ，aV_FにST上昇が認められ，ST上昇型心筋梗塞の診断ですぐに循環器科コンサルトとなった．

●腹痛といっても腹腔内臓器とは限らない！

❶高齢者の心窩部痛→12誘導心電図！

症例3のように，腹部臓器以外の疾患が急性腹症のミミックとして出現することも，腹痛診断におけるエラーの源です．なかでも，急性冠症候群（acute coronary syndrome：ACS）がキング・オブ・ミミックでしょう．

ACSの症状は「atypical is typical（非典型が典型）」といわれるほど多彩で，年齢が上がれば上がるほど非典型的なプレゼンテーションで現れます．腹痛や嘔吐などの消化器症状で来院することも多く，その結果誤診や訴訟に発展するケースも多いです．

特に下壁梗塞では，心窩部（臍より下にはいかない）に放散痛が起きうるので，ACSのリスク因子がある患者の心窩部痛では，最低でも12誘導心電図をチェックすべきです．

❷ 診断がつかないときは腹腔外臓器・全身疾患も考えよう

表4のように，急性腹症のミミックには，**腹腔外の臓器や糖尿病性ケトアシドーシスなどの全身疾患が多数あります**．診断がつかない場合は，安易に胃腸炎などと決めつけず，これらの疾患の可能性も考慮して，病歴と身体所見をとりなおしてみましょう．

ここがポイント

- 腹腔外臓器，全身疾患が原因の腹痛もある
- 高齢者の心窩部痛→12誘導心電図をチェック

表4 腹痛を起こす腹腔外病変・全身疾患

胸部臓器	**急性冠症候群**，肺炎，肺塞栓，うっ血性心不全，心外膜炎，心筋炎
泌尿生殖器	**精巣捻転**
腹壁	腹直筋血腫，前皮神経絞扼症候群（ACNES），帯状疱疹
代謝／内分泌	**糖尿病性ケトアシドーシス**，アルコール性ケトアシドーシス，尿毒症，甲状腺中毒症，副腎不全，褐色細胞腫，ポルフィリア，遺伝性血管性浮腫，高／低カルシウム血症
血液	鎌状赤血球症，好中球減少性腸炎，急性白血病，リンパ腫
免疫・炎症	家族性地中海熱，好酸球性腸炎，結節性多発動脈炎，IgA血管炎，全身性エリテマトーデス，アナフィラキシー，血管浮腫
感染症	結核，精巣上体炎，前立腺炎，Lyme病，肺炎，レンサ球菌性咽頭炎
中毒	重金属，腐食性物質，ゴケグモ咬傷，麻薬中毒，アルコール中毒，キノコ中毒，食物アレルギー
機能性	周期性嘔吐症，腹部片頭痛
神経原性	帯状疱疹，腹部てんかん

ACNES：anterior cutaneous nerve entrapment syndrome
文献14を参考に作成．

4 まとめ

緊急処置が必要な急性腹症を見逃さないためには，CTをオーダーする前に，「身体所見」と「病歴」から鑑別疾患をあげておくことが最重要です．

1）身体診察：腹膜刺激徴候を見逃さない！

- 身体所見で汎発性腹膜炎があれば，基本的には外科コンサルトが必要！
- 腹膜刺激徴候は炎症によって痛みの閾値が低下して生じるので，高齢者，統合失調症，ステロイド使用者，免疫不全患者などではわかりにくくなる

2）病歴聴取：血管病変・腸管虚血を見逃さない！

- 血管病変や腸管虚血では腹膜刺激徴候が出ない！「症状と身体所見に乖離がある」＋「リスク因子：心疾患，末梢動脈疾患，透析」といった病歴から疑う
- 「持続痛」，「腹膜刺激徴候」を伴う小腸閉塞では，絞扼性を疑う！「closed loop」≒手術適応

3）腹腔外の疾患を見逃さない！

- 心窩部痛ではACSを忘れずに

引用文献

1）腹痛を「考える」会（仮）：腹部—君は“手の先”に腹部の異常を感じることができるか！？「特集 シン・フィジカル改革宣言！ 私の“神技”伝授します．」，総合診療，28：29-34，2018

2）「マクギーのフィジカル診断学 原著第4版」（McGee S/著，徳田安春，他/監訳），診断と治療社，2019

3）Hoornweg LL, et al：Meta analysis on mortality of ruptured abdominal aortic aneurysms. Eur J Vasc Endovasc Surg, 35：558-570, 2008（PMID：18226567）

4）Fink HA, et al：The accuracy of physical examination to detect abdominal aortic aneurysm. Arch Intern Med, 160：833-836, 2000（PMID：10737283）

5）Rubano E, et al：Systematic review: emergency department bedside ultrasonography for diagnosing suspected abdominal aortic aneurysm. Acad Emerg Med, 20：128-138, 2013（PMID：23406071）

6）Tilsed JV, et al：ESTES guidelines: acute mesenteric ischaemia. Eur J Trauma Emerg Surg, 42：253-270, 2016（PMID：26820988）

7）Azhar B, et al：Misdiagnosis of ruptured abdominal aortic aneurysm：systematic review and meta-analysis. J Endovasc Ther, 21：568-575, 2014（PMID：25101588）

8）Fitzpatrick LA, et al：Pearls, Pitfalls, and Conditions that Mimic Mesenteric Ischemia at CT. Radiographics, 40：545-561, 2020（PMID：32125953）

9）Singh M, et al：Mesenteric Ischemia：A Deadly Miss. Emerg Med Clin North Am, 35：879-888, 2017（PMID：28987434）

10）Cudnik MT, et al：The diagnosis of acute mesenteric ischemia：A systematic review and meta-analysis. Acad Emerg Med, 20：1087-1100, 2013（PMID：24238311）

11）Taourel PG, et al：Acute mesenteric ischemia：diagnosis with contrast-enhanced CT. Radiology, 199：632-636, 1996（PMID：8637978）

12）本多ゆみえ，他：本邦における救急領域の医療訴訟の実態と分析．日救急医会誌，24：847-856，2013

13) Rondenet C, et al : CT diagnosis of closed loop bowel obstruction mechanism is not sufficient to indicate emergent surgery. Eur Radiol, 30 : 1105-1112, 2020 (PMID: 31529259)

14) Fields JM & Dean AJ : Systemic causes of abdominal pain. Emerg Med Clin North Am, 29 : 195-210, vii, 2011 (PMID : 21515176)

参考文献・もっと学びたい人のために

1)「ブラッシュアップ急性腹症 第2版」(窪田忠夫/著), 中外医学社, 2018

2)「腹痛の「なぜ?」がわかる本」(腹痛を「考える」会/著), 医学書院, 2020

3) 画像診断café：小腸間膜欠損部への内ヘルニアの腹部CT(横断層)
http://medicalimagecafe.com/gallery/internal_hernia/01.html

4) 画像診断café：小腸間膜欠損部への内ヘルニアの腹部CT(冠状断)
http://medicalimagecafe.com/gallery/internal_hernia/02.html
↑3)と4)では絞扼性小腸閉塞のclosed loopを連続画像で確認できます.

Profile

髙場章宏 (Akihiro Takaba)

JA広島総合病院 救急・集中治療科
救急科専門医, 集中治療専門医

地域医療構想に伴い, Generalistへのニーズは地域ごとに多様化すると思います. 当科は救急外来, 集中治療室, 一般病棟と幅広い分野をカバーしており, 手広く経験できることが強みです. 病院中を動き回っているので, 運動不足にもなりません. 興味をもっていただければ幸いです. 連絡お待ちしています.

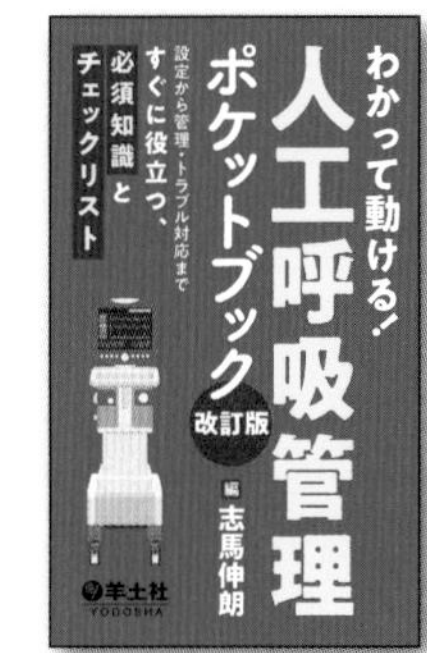

(JA広島総合病院 救急・集中治療科 専攻医・スタッフ募集! 紹介動画はこちら→)

尿路結石のミミックとカメレオン

宮前伸啓

1 典型的な尿路結石

症例1

41歳男性．受診日午前2時頃，就寝中に急な右側腹部痛を自覚し，徐々に痛みが増強したため，明け方5時頃に救急外来を受診された．痛みのため右腰に手を当てて痛みに耐えており，身の置き所がないようである．話を聞くと尿路結石の既往があり，以前は自然排泄されたとのことだが，そのときと同じような痛みである．身体所見では発熱はなく，右肋骨脊柱角に叩打痛を認めた．右腰から鼠径部にかけて放散痛がある．すぐにエコーを当ててみると右側のみ中等度の水腎症を認めたため，追加の検査を行った．尿沈渣では尿中赤血球を認めたが尿中白血球はなく，腹部CT検査で，右遠位尿管に6 mm大の尿路結石を認めた．

尿路結石の典型的な症状は，**腎疝痛（renal colic）**と表現される，側腹部から背部の急激で間欠的な痛みです．約15％は鼠径部への放散痛を伴います．典型は40歳代の男性が午前2時ごろに疝痛発作を起こし，痛みに耐えきれなくなって明け方に救急外来を受診するというパターンです．

痛み以外の特徴としては，**男性に多く**，発症後24時間以内，**特に6時間以内に救急外来を受診する**ことが多いです．また10％前後に嘔気嘔吐[1]を伴い，血尿を認めます．尿路結石の予測ルールとしてSTONE scoreが知られています（**表1**）．項目のすべてが揃うと9割方尿路結石といえます[2]．

表1 STONE score

S（Sex：性別）	男性 ＋2
T（Timing：発症後来院までの時間）	6～24時間 ＋1 0～6時間 ＋3
O（Origin：人種）	黒色人種以外 ＋3
N（Nausea：消化器症状）	嘔吐 ＋2 嘔気 ＋1
E（Erythrocyte：顕微鏡的血尿）	血尿 ＋3

判定	尿路結石の可能性
0～5点	低い（9.2％）
6～9点	中程度（51.3％）
10～13点	高い（88.6％）

文献2より引用.

2 尿路結石のミミック

症例2

65歳男性，重喫煙者でCOPD既往あり．寒い冬の朝6時頃，起床後少しして，突然の左側腹部から左鼠径部の鋭く強い痛みを自覚し受診．痛みは自制内だが波があり，ゼロにはならず不快感が残る．嘔気や血便，下痢はない．バイタルサインは正常範囲内で，診察所見上，腹部は軟，左下腹部に軽い圧痛があるが，腫瘤は触れない．CVA叩打痛は左で軽度陽性．ベッドサイドで腹部エコーを施行したところ左腎盂拡張は認めず腹部大動脈腎動脈以遠に6 cmの動脈瘤を認めた．脾腎境界と膀胱周囲に腹水は認めなかった．造影CTを撮影したところ輝度の高い壁在血栓と周囲の後腹膜組織の毛羽立ちを認めた．腹部大動脈瘤切迫破裂の診断となり，心臓血管外科にコンサルト最中，救急外来で突然心肺停止に至った．

側腹部や背部の疝痛発作（血管・消化管が突然詰まったり，捻れたり，破れたりするような間欠的な強い痛み）を呈するほかの疾患が受診当初，尿路結石と誤診されるパターンはよくあります．

側腹部・背部の疝痛に対してCTで診断された尿路結石以外の重要な原因を**表2**に示します．そのなかには頻度は少ないですが，診断が遅れると予後にかかわる重篤な疾患もあり注意が必要です．大きくは腎盂腎炎，腹部大動脈瘤，子宮付属器疾患，消化器疾患があげられます．

1）腎盂腎炎

腎盂腎炎では発熱と膿尿に加えてしばしば腎疝痛を起こします．発熱は尿路結石単体では少ない一方，腎盂腎炎でも感染の初期は発熱がなく治療に迷うことがあります．

鑑別するポイントは尿検査です（**表3**）．特に尿中赤血球と尿中白血球に注目しましょう．

表2 側腹部か背部疝痛に対してCTで診断された尿路結石以外の重要原因

憩室炎	55人	16.7％
虫垂炎	23人	7％
悪性新生物	34人	10.3％
子宮付属器疾患	21人	6.4％
腎盂腎炎	95人	28.9％
腎周囲の出血	9人	2.7％
結石のない水腎症	22人	6.7％
胆道疾患	8人	2.4％
肺炎	15人	4.6％
腸管穿孔	3人	0.9％
腸管閉塞	9人	2.7％
後腹膜疾患	5人	1.5％
腸炎	3人	0.9％
膵炎	10人	3％
その他（腎静脈血栓症・巨大腸間膜嚢胞・異物など）	3人	0.9％
AAAか解離	4人	1.2％
膿瘍	3人	0.9％
外傷	5人	1.5％
術後変化	2人	0.6％
合計	329人	

CTを施行した5,383人中，尿路結石以外の原因がみつかった329人（6.1％）の内訳．
文献3より引用．

表3 尿路結石での尿検査のポイント

尿中赤血球	尿路結石の場合多くで陽性．ただし，約10％で陰性，陰性時は別の鑑別も考慮
尿中白血球	>10/HPFもしくは尿中赤血球数より多い場合は結石性腎盂腎炎を疑う
尿中pH	>7でプロテウスや緑膿菌，クレブシエラなどウレアーゼ産生菌の存在が示唆される

2）腹部大動脈瘤（AAA）

腹部大動脈瘤（abdominal arterial aneurysm：AAA）の破裂は，尿路結石の最大のミミックといってよいでしょう．頻度は少ないですが診断の遅れは致死的となるため，腎疝痛においてAAAの鑑別の検討は最も重要です．

表4 尿路結石とAAA切迫破裂の鑑別ポイント

	尿路結石	AAA切迫破裂
発症のピーク	午前2時	午前8時と 午後4時
来院	6時間以内	多くは発症直後
好発年齢	40歳代男性	70歳代男性
リスクとなる既往	尿路結石	高血圧，喫煙 （尿路結石既往 は少ない）
尿中赤血球	約90％	43％にみられた という報告あり

文献4，5を参考に作成.

実際に救急外来を受診した疼痛症状のあるAAAの切迫破裂の患者134人のうち，18％が当初尿路結石と診断されていたという報告があります[4]．尿路結石とAAAの鑑別ポイントを表4に示します．

画像診断に関しては，AAAは4 cm以下では破裂しないことがわかっていて，5.5 cm以上に拡大しているものは非破裂生存率が下がっていくため治療適応となっています[6]．

CTを見るときのコツとしては**5 cmを超えそうなAAAを探すこと**が重要です．パッと見たときの**椎体（成人椎体横径4.5 cm，縦径3 cmほど）より大きな物体**が腹腔内にないか探します．

3）卵巣嚢腫破裂・捻転，異所性妊娠

側腹部の疝痛を起こす子宮付属器疾患は，妊孕性のある女性対応という点で診断の難しさがあります．明らかなショックでない場合はCTの閾値は高く，エコーやMRIでの検査になります．

卵巣嚢腫破裂・捻転の好発年齢は30歳代で側腹部疝痛のときに特に疑います．一方で5歳～80歳代までの症例報告[7]があり，妊孕性のある若い女性というイメージに囚われると診断を誤る可能性があります．**画像診断のキーナンバーは，またも5 cmで，椎体より大きなサイズの腫瘤性病変を探します**．3 cm以上の骨盤内嚢胞性病変は腹部エコーで指摘可能です．

また異所性妊娠もときとして腎疝痛のような疝痛発作を認めます．強い腹痛を伴うショックを認めた場合，月経周期の確認や，妊娠反応検査の後，躊躇せずに造影CTに踏み込んで原因検索を行う必要があります．実際に英国の報告では，**異所性妊娠破裂で死亡した4/10例は腹痛と嘔吐下痢などの非典型症状でERに搬送され胃腸炎や尿路感染と誤診**されています[8]．

3 尿路結石のカメレオン

症例3

40歳男性，Crohn病による回盲部の小腸部分切除と癒着性小腸閉塞の既往あり．徐々に増悪する腹部の軽い張りと右鼠径部の違和感，嘔気で救急外来を受診．血便，下痢はない．バイタルサインは正常範囲内で，診察所見上，腹部は軟で右下腹部は軽い圧痛があるが反跳痛はない．X線では小腸ガスを少量認める．腹部単純CTを撮影すると回盲部周辺の手術部位の小腸が拡張して蠕動が低下しているように見える．腸閉塞の疑いとの判断で消化器外科にコンサルトしたところ，右膀胱尿管移行部3 mmの尿路結石と右軽度水腎症を指摘された．

1）症状が非典型的：いわゆる腎疝痛でない場合

尿路結石は80％に側腹部痛を認めますが，閉塞部位により痛みの性状が異なります．下部尿管では睾丸や鼠径部への放散痛があり，膀胱尿管移行部では，尿意切迫感や恥骨上部の不快感を訴えることがあります[1)]．

また嘔気嘔吐症状もしばしば起こるため，消化管術後など**腸閉塞と決めつけやすい背景がある**場合は見落とすことがあります．このほか，Crohn病では7〜15％にシュウ酸カルシウム尿路結石を合併し，右側，回盲部周辺に多いという報告があります[9)]．CTを撮っても消化管ばかりに目を向けていると後腹膜の異常に気づけないかもしれません．

2）画像が非典型的：腎盂拡張が不明瞭な場合

❶ エコーのコツ

ERでエコー検査を施行し，**腎盂拡張がなければ，外科的処置の必要な尿路閉塞は否定的**と考えられます．

一方で前述の**表2**に「結石のない水腎症」があるように閉塞がなくても腎盂が拡張しているケースがあり，エコーでの判断は困難なことがあります．また**尿管の深いところや肥満体も評価困難**です．

そんなときエコーでの裏技としては**ドップラーを使った膀胱尿管移行部のジェット確認**が有用です（**図1**）．原著では10分間検査するとありますが，**1分間に2回以上ジェットを確認**できれば明らかな閉塞は否定的と判断できます（**表5**）[10)]．

❷ CTのコツ

CTで尿路閉塞を疑うには二次性変化に注目するとよいでしょう（**図2**）[11)]．

一方，尿路閉塞が疑われるものの結石が見当たらないときに考えるステップは次の4ステップです[11)]．

① 直近の通過結石
② 結石が存在するがサイズが小さく，CT値が低く指摘できない
③ 腎盂腎炎
④ 尿管狭窄，腫瘍

表5 膀胱尿管移行部のドップラージェットによる閉塞評価

検査時間	原著では10分検査
プローブ	3.5 MHzのコンベックス
描出像	両方の膀胱尿管移行部が入るように軸位断面で描出
ドップラー感度	ノイズが入らない範囲で最大（原著では11 cm/秒）
判定	頻度：1分間に1.5回ジェットを確認（感度97.8％，特異度87％）
	時間：2.5秒（感度95.6％，特異度87.9％）
	ピーク速度：19.5 cm/秒（感度100％，特異度97.8％）

文献10より作成.

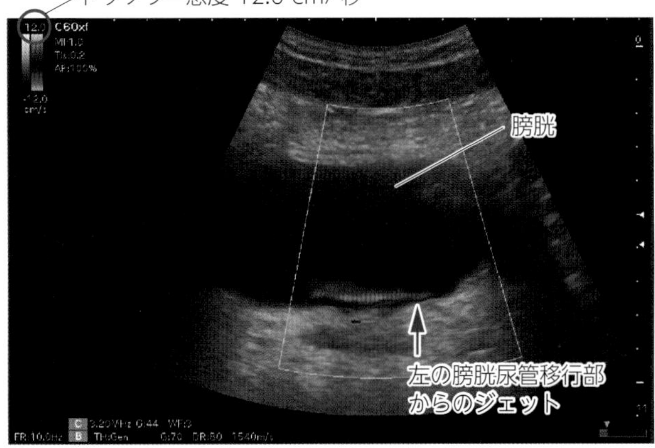

図1 膀胱尿管移行部のドップラージェット

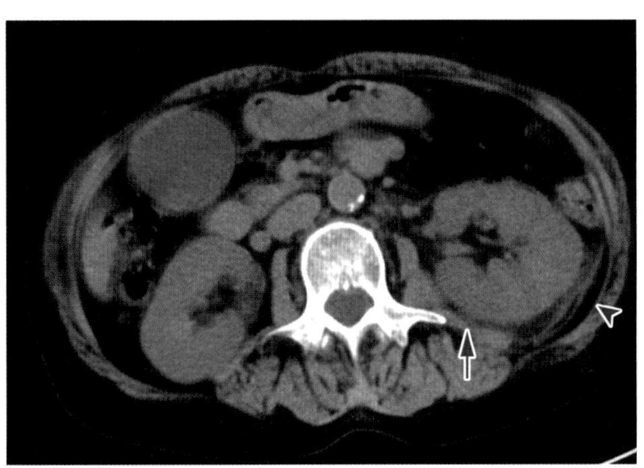

図2 尿路閉塞を示唆する二次性変化

腎実質の浮腫・腎実質の腫脹（➡），腎周囲の滲出液貯留・周囲の毛羽立ち（➤）.

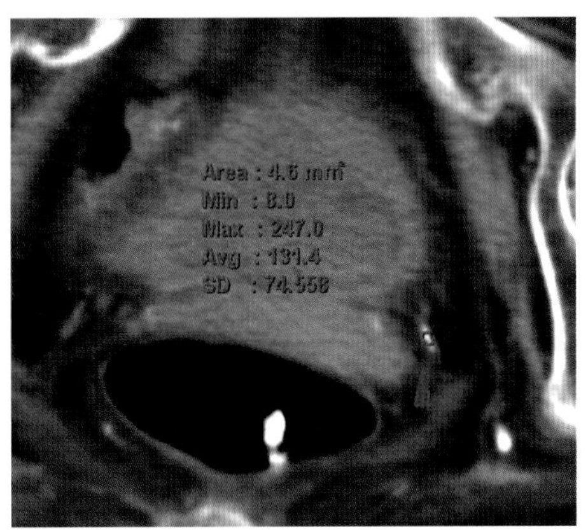

図3 静脈結石
comet tail sign（高CT値の円から尾を引く減衰する中CT値の帯）
静脈の石灰化に付随した静脈の拡張で病的意義はない．
HU値 Avg（平均）131と低値．

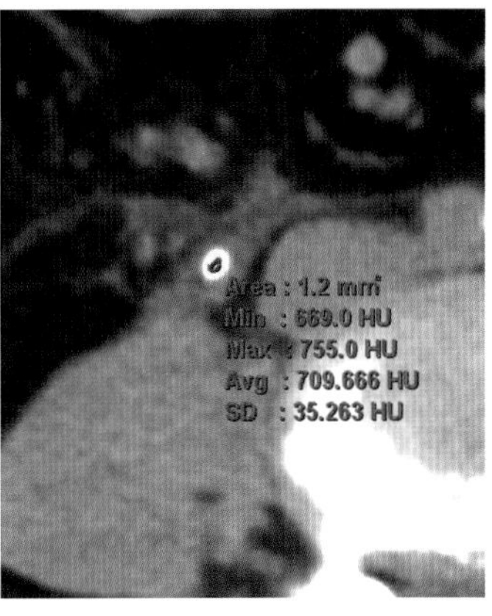

図4 尿路結石
soft-tissue rim sign（高CT値の楕円を取り囲む中CTの輪）
結石周囲の尿管壁の浮腫．
HU値 Avg 709と高値．

また「腎臓から続いている管状構造に石灰化があるけれど，これは尿管？ 静脈？」と判断に迷うことがあります[11]．静脈結石と尿路結石の鑑別に有用な所見としてcomet-tail sign，soft-tissue rim sign，CTのHU値の測定があります．静脈結石（図3）は多くは円形で中心のCT値は160 HU程度と結石に比べて低い一方，尿路結石（図4）は性状により異なりますが尿酸結石＜400 HU，シスチン結石600～1,100 HU，カルシウム結石＞1,000 HUと高値をとります．

4 まとめ

1）こんな尿路結石は変だ～ミミックを疑うポイント

- ミミックは腎盂腎炎，腹部大動脈瘤，子宮付属器疾患，消化器疾患
- 症状が腎疝痛でも，エコーで腎盂拡張が見えない場合，60歳以上はAAAの検索，女性は子宮付属器の検索を行う．いずれも5 cm以上の物体をCT・エコーで探す
- 尿検査で妊娠や感染の除外をする
- やっぱり変だと思ったらCT検査で突き詰める

2）こんなときには尿路結石が隠れている～カメレオンを疑うポイント

- 腎臓がエコーでうまく見えないとき，膀胱尿管移行部のドップラージェットを試す
- CTで尿管閉塞が疑われるが結石が見当たらないときには，① 直近の通過結石，② 結石が存在するがサイズが小さく，CT値が低く指摘できない，③ 腎盂腎炎，④ 尿管狭窄，腫瘍の4ステップで考える[11]

おわりに

AAA破裂，異所性妊娠破裂は腎疝痛の最大のミミックです．疑うことで防ぎうる死があると肝に銘じて，年齢，性別，発症時間，リスクの評価と尿検査，エコー，CTを駆使して初療を乗り切りましょう．

引用文献

1）Serinken M, et al：Analysis of clinical and demographic characteristics of patients presenting with renal colic in the emergency department. BMC Res Notes, 1：79, 2008（PMID：18793451）

2）Moore CL, et al：Derivation and validation of a clinical prediction rule for uncomplicated ureteral stone--the STONE score：retrospective and prospective observational cohort studies. BMJ, 348：g2191, 2014（PMID：24671981）
↑尿路結石の予測ルール．

3）Moore CL, et al：Prevalence and clinical importance of alternative causes of symptoms using a renal colic computed tomography protocol in patients with flank or back pain and absence of pyuria. Acad Emerg Med, 20：470-478, 2013（PMID：23672361）
↑腎疝痛の鑑別を網羅．

4）Borrero E & Queral LA：Symptomatic abdominal aortic aneurysm misdiagnosed as nephroureterolithiasis. Ann Vasc Surg, 2：145-149, 1988（PMID：3196649）

5）Manfredini R, et al：Chronobiology of rupture and dissection of aortic aneurysms. J Vasc Surg, 40：382-388, 2004（PMID：15297840）

6）日本循環器学会. 循環器病の診断と治療に関するガイドライン（2010年度合同研究班報告）大動脈瘤・大動脈解離診療ガイドライン（2011年改訂版）
https://www.j-circ.or.jp/old/guideline/pdf/JCS2011_takamoto_d.pdf（2020年7月閲覧）

7）White M & Stella J：Ovarian torsion：10-year perspective. Emerg Med Australas, 17：231-237, 2005（PMID：15953224）

8）The Confidential Enquiry into Maternal and Child Health（CEMACH）：Saving Mothers'Lives：reviewing maternal deaths to make motherhood safer 2003-2005. The Seventh Report of the Confidential Enquiries into Maternal Deaths in the UK. 2007
↑異所性妊娠死亡例など具体的な報告も詳しい．

9）Ganji-Arjenaki M, et al：Nephrolithiasis as a common urinary system manifestation of inflammatory bowel diseases；a clinical review and meta-analysis. J Nephropathol, 6：264-269, 2017（PMID：28975110）

10）Jandaghi AB, et al：Assessment of ureterovesical jet dynamics in obstructed ureter by urinary stone with color Doppler and duplex Doppler examinations. Urolithiasis, 41：159-163, 2013（PMID：23503878）
↑膀胱尿管移行部ジェットのエコー評価について詳しい．

11）Esteves C, et al：Renal colic and its mimickers：Pearls and pitfalls on CT to avoid misdiagnosis. European Society of Radiology, doi：10.1594/ecr2013/C-2229, 2013
↑腎疝痛のアプローチや画像のポイントを網羅．必読！

Profile

宮前伸啓（Nobuhiro Miyamae）
洛和会音羽病院 救命救急センター・京都ER 副部長

専門：救急
困っていることを探して解決することにやりがいを感じてER診療をしています．

尿路感染症のミミックとカメレオン

井藤英之

はじめに

尿路感染症は初期研修医でも診断・治療できる疾患です．しかし同時に名医といわれる指導医すらも足元をすくわれることのある疾患でもあります．尿路感染症に正しく立ち向かえる初期研修医は実際にはほぼ皆無と言っていいと思います．

疾患として頻度が高いこと，尿検査というアクセスしやすい検査が足掛かりとなること，救急外来・初診外来・病棟での急変時や発熱時に忙しさや焦りを背負いながら診療する場面が多いことなどが，尿路感染症の診断をときに簡単に，またときに難しくする理由と思います．本稿では，皆さんが必要なときにしっかりと尿路感染症に対応でき，その甘い蜜にだまされないようにする心構えの一部を“UT ITO”こと井藤が，みなさまにお伝えしたいと思います．

1 典型的な尿路感染症（?）

尿路感染症と聞いて，発熱患者で尿検査にて白血球（＋）という記載があれば，初期研修医であっても簡単に診断できる疾患のように思っていませんか．しかし実際はそんなに簡単な話ではありません．ここではその点がよくわかる例をあげていきます．

2 尿路感染症のミミック

症例1

80歳代，女性.

主訴：右鼠径部痛

現病歴：来院当日の夕方から右鼠径部痛が出現し，救急外来を受診した．特に外傷歴はなかったが高齢者であることから，研修医Aは大腿骨骨折の可能性を考慮し，股関節正面X線撮影を行った．明らかな骨折は認めなかった.

問診票の体温が37.8℃となっていたことに研修医Aが気づき，尿検査を施行したところ，白血球（2＋），亜硝酸（1＋）であったため，尿路感染症と診断し，セフトリアキソンを投与のうえ内科当直医Bに入院を依頼した.

経過：内科当直医Bはセフトリアキソンが投与されていることを確認し，翌日に主治医Cに引き継いだ．主治医Cが様子を見にいくと，呼びかけに反応が悪く，血圧72/44 mmHg，心拍数126回/分であった．生理食塩水を投与し，原因検索のため体幹部単純CTを施行したところ，右閉鎖孔ヘルニアを認め，絞扼性腸閉塞の診断となり緊急手術となった.

文章で読んでみると，こんな診療自分はしないと思われるかもしれません．ですが…このレジデントノートを読んでいるあなたは，今どこにいるでしょうか．自宅かもしれませんし，医局かもしれません．少なくともベッドサイドでこの雑誌を読んでいるということは少ないと思います．ベッドサイドに行くと普段考えられることも考えられなくなるのは，研修医の先生ももう経験されていることだと思います．そのような場面で尿路感染症という罠は大きく口を開けてあなたを待っています．どうすればこの罠を回避できるのでしょうか.

回避するためには

- 尿検査について詳しく知る
- 発熱する疾患はすべて尿路感染症のミミックとなる可能性があり，尿路感染症は除外診断であることを強く意識する

ということになると思います.

1）尿検査の各項目の意味，感度・特異度

尿試験紙法の白血球や亜硝酸塩と記載されている項目が何を表しているか考えたことがありますか？ 実際に白血球が存在するかを示していると思われている方はいないでしょうか？

尿試験紙法での白血球という項目は，（主に）好中球のエラスターゼ活性を見ていますし，亜硝酸塩は尿中の亜硝酸が膀胱内に存在する腸内細菌科細菌によりある程度の時間（具体的には4時間程度以上とされます）をかけて還元された結果をみています．こう書かれるといかがでしょうか．白血球自体をみていないか？ 原因菌が腸内細菌科細菌ではなかったら？ 膀胱内にとどまっていた時間の短い尿だったら？ と考えると，それだけでこれまで

の尿路感染症という診断が不安に思えてきませんか．また無症候性細菌尿というものがありますよね．無症候性細菌尿の詳細は他書に譲りますが，大事なこととして特に高齢者になってくると尿には細菌，さらには好中球エラスターゼ活性をみる白血球反応や亜硝酸塩はあっても当たり前ともいえます．

実際に両者のいずれかが陽性であった場合，急性腎盂腎炎の診断における**感度は75％，特異度は82％程度**とする報告もあります[1)]．20％前後は見逃され，また20％ほどは違う疾患である可能性が残るのです．一方近年の国内からの報告では，亜硝酸塩の存在は，外来で比較的リスクの低い患者において，菌血症の存在と相関関係があったとされるものもあります[2)]．要は完璧ではないことと，使いにくい条件や使いどころを押さえた検査解釈が要求されるということがわかります．陽性だからダメ，陰性だから問題なしといった簡単な話ではないというところがわかっていただければ初学者としては十分だと思います．

2）尿路感染症は除外診断

「尿路感染症は除外診断」と記されているものに目を通したことは研修医の先生にもあるかもしれません．しかし，除外診断という言葉はどの疾患でも形骸化しやすく危険であると筆者は考えています（例えばリウマチ性多発筋痛症）．そこで筆者は尿路感染症＝UTIが何の略語であるかを強く意識することを強調しています．

UTIを単にUrinary Tract Infectionの略であると答えるのは二流以下だと思います．一流がほぼ全員意識している略があります．それは

ここがポイント

UTI ＝ Uso Tsuki Infection（ウソつき感染症）

というものです．意識しすぎて，眠れなくなるほどです．研修医の先生は，当直中に眠くなったら唱えてみてください．見事に目が覚めるはず！ です（効果は一個人の感想です）．この略にピンとこない感染症科医はモグリと考えてよいでしょう！

さて，尿路感染症が嘘をつく疾患であると思えば，本症例での内科当直医Bのような行動はとらないのではないでしょうか．もう一度診断から見直したと思います．筆者は，申し訳ないですが，研修医の先生が診断した尿路感染症という病名は一切信じないことにしています．そのうえでほかの熱源となる部位はないか慎重に診察・考察し，細菌の実像を見るために尿のグラム染色を確認します．それでも完全には信じません．慎重に経過を観て，翌朝血液培養でグラム陰性桿菌が陽性になると少し安心します．それでもまだ完全には信じません．さらに翌日血液培養と尿培養の結果が一致し，患者の容態が安定化してきているのを確認してはじめて尿路感染症であったと確診します．やりすぎという意見があるかもしれませんが，これが尿路感染症の嘘に騙されないただ1つの方法だと信じています．

3 尿路感染症のカメレオン

症例2

70歳代女性．軽度の認知機能低下があり，ADL一部介助の状態である．開腹歴がある．前日からの嘔吐で救急外来を受診した．

現病歴：血圧96/55 mmHg，心拍数115回/分，体温36.9℃，呼吸数22回，SpO_2 92％（室内気）であり，腹部の診察では圧痛もなく，CVA叩打痛も認めなかった．腹部CTが施行され，はっきりした腸閉塞の所見はなかったが，わずかに腸管が拡張している印象をもった研修医Aは腸閉塞の可能性を考慮して外科の当直医Bにコンサルトし，経過観察・絶食・補液目的の入院となった．

経過：入院翌日呼びかけに反応が悪く，看護師が検温すると39℃の発熱を認めた．内科医Cが呼ばれ，救急外来で理由は不明だが，尿検査が提出されていることに気づいた．尿中白血球は（1＋）となっており，その尿を改めてグラム染色したところ，腸内細菌科細菌を認めた．再度CTが撮られたがやはり腸管拡張は著明ではなく，尿路感染症・敗血症として血液培養・尿培養提出のうえ，抗菌薬が開始された．さらに翌日血液培養・尿培養より感受性も同じ大腸菌が分離され，急性腎盂腎炎の診断となった．

これも笑ってしまうような例と思うかもしれませんが，実際に起こった症例を少し変更・作成したものです．

尿路感染症は先述のように一般的に他疾患のミミックとなることが多いため，カメレオンになるという場面は正直多くありません．ただ注意しておかなければならないのが，**肋骨脊柱角（costovertebral angle：CVA）叩打痛に騙されやすいことと，特に高齢者では発熱が目立たない場合があり消化器症状や意識障害などが強く出る場面があること**と筆者は考えています．

1）CVA叩打痛に関して

初期研修医の先生が記載されるカルテでは，（ほかの記載がイマイチだったとしても）CVA叩打痛に関してはよく記載されており，アセスメントもそれに沿ったものになっていることが多いと思います．しかし，CVA叩打痛に関して，皆さんは詳しく知っているのでしょうか．

CVA叩打痛は**陽性尤度比が1.7，陰性尤度比が0.9**とする報告があります[1]．簡単に言いますと検査前確率によりますが，CVA叩打痛があってもおおよそ10％程度しか尿路感染症の可能性を上げないのです．またこの所見がなくても尿路感染症の可能性は実はほとんど変わらないことになります．

さらに蛇足かもしれませんが，CVA叩打痛を最初に記載した医師が誰か知っていますか．Murphy徴候でお馴染みのJohn Benjamin Murphy（**図1**）です．そもそも彼はoriginalの記載（**図2**）で，CVA叩打痛で激しい痛みが誘発されるのは**他感染症からの腎梗塞病変（おそらく感染性心内膜炎などを意識したと思われます）・骨盤内の閉塞性病変・尿管閉塞**の際としており，尿路感染症全体や閉塞起点のない尿路感染症とは記していません[3]．彼が

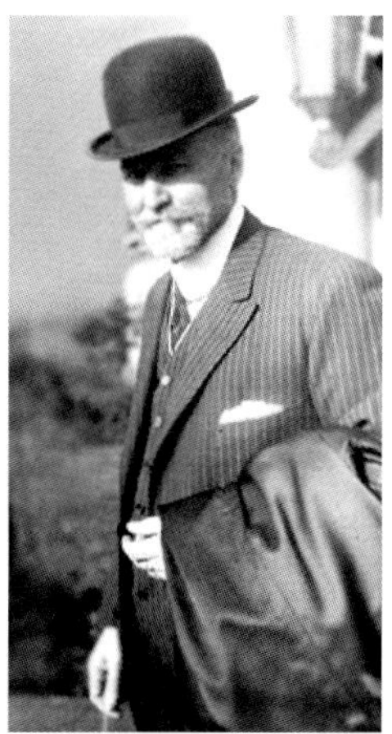

図1 Dr.John Benjamin Murphy

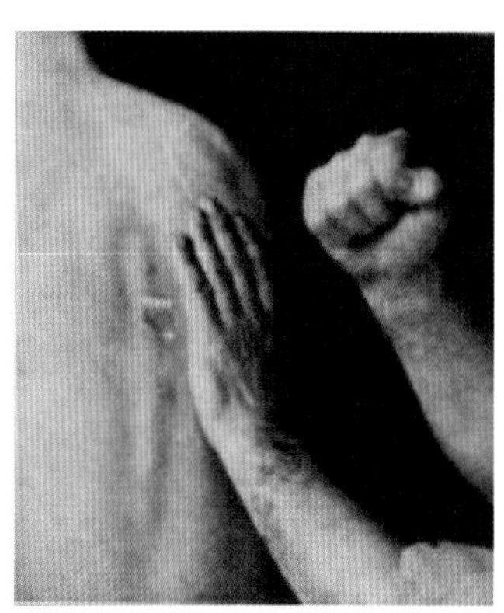
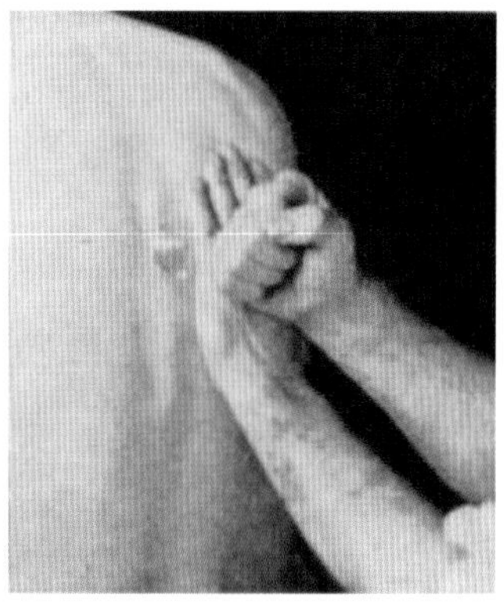

図2 原著論文でのCVA叩打痛の診かた
文献3より引用.

Murphy徴候以外にもさまざまな診察方法を残しているという点も，実はあまり知られていません.

このように，たかがCVA叩打痛と言っても提唱者やそもそもの対象疾患など知らないことがたくさんあるわけです．多くの尿路感染症という診断時にCVA叩打痛を使用していると思いますが，実はよく知らない所見にもかかわらず，この所見の有無だけで診療を進めていくというのは，非常に気味が悪いことをしていることに気づいていただけましたでしょうか.

まとめますと，CVA叩打痛がなくても尿路感染症ではなさそうと判断することはできず，ここまでみてきたように，感染症と考えられる場面で，他疾患を可能な限り除外しやはり尿路感染症くらいしか残らないとなったときにはCVA叩打痛があってもなくても関係ないと考えるのがよいと，個人的には思います.

2）局所所見がはっきりせず，消化管症状が目立つことがある

尿路感染症くらいしか残らないというとき，と言いましたが，では側腹部痛やCVA叩打痛もはっきりしないときに，尿路感染症くらいしか残らないという場面で目立つ症状としてはどのようなものがあるでしょうか．それは**嘔吐**です．高齢者は尿路感染症を生じていても，発熱すら呈さず嘔吐のみで来院することもあります．しかし，その場合でも，状況として感染症はありそうだと判断したときにはここまでみてきたように，他疾患を除外できれば暫定的に尿路感染症と診断し，ミミックの項で慎重に経過を診たのとは矛盾するようですが尿路感染症に典型的な微生物を意識した早期の抗菌薬投与を検討しましょう．

4 まとめ

1）こんな尿路感染症は変だ～ミミックを疑うポイント

・尿路感染症＝UTIはUso Tsuki Infectionである
・他人の言う尿路感染症という診断は信じない
・無症候性細菌尿の可能性を考慮する
・尿試験紙法の白血球・亜硝酸を正しく解釈する

2）こんなときには尿路感染症が隠れている～カメレオンを疑うポイント

・嘔吐や全身症状が目立つが，腹部疾患やその他の疾患を確実に示唆する所見が乏しい場合
・CVA叩打痛はあってもなくてもあまり変わらない

おわりに

尿路感染症は，1つの所見・検査では否定も肯定もできず，総合的に判断を要求される疾患であることがおわかりになったと思います．「また尿路感染症患者の担当か」と思うのではなく，「自分の臨床力が試される場面がまた来た」という意識で診療していただきたいと考えています．

引用文献

1）Bent S, et al：Does this woman have an acute uncomplicated urinary tract infection? JAMA, 287：2701-2710, 2002（PMID：12020306）

↑少し古い論文ですが，尿路感染症の診断にあたるのに必読文献です．

2）Nakamura N, et al：Useful Predictive Factors for Bacteremia among Outpatients with Pyelonephritis. Intern Med, 57：1399-1403, 2018（PMID：29321419）

3）Murphy JB：Gallstone disease and its relations to intestinal obstruction. Illinois Medical Journal, 18：272-280, 1910

↑かなり古い論文ですが，インターネットで無料で読めます．いい時代になりました．

Profile

井藤英之（Hideyuki Ito）

大阪急性期・総合医療センター 総合内科／感染制御室 感染症専門医

“UT ITO”と呼ばれ，5年以上が経過しましたが，UTIに足元をすくわれる日々が続いています．初期研修医・後期研修医の先生とまだまだ訓練中です．
一緒に訓練してくれる若手を募集しています．

蜂窩織炎のミミックとカメレオン

松浦良樹

はじめに

「蜂窩織炎は見て触った感じでわかるから大丈夫！」と思っている方はいないでしょうか？ あるアメリカの救急部門での研究では，蜂窩織炎という診断の3割が誤診であったという報告もあります[1]．皆さんがこれから大ケガしないように，蜂窩織炎の攻略法をお伝えしていきます．

1　典型的な蜂窩織炎

症例1

53歳男性，糖尿病で内服治療を受けている．3日前から左足の痛みを自覚していた．今朝から高熱があり，痛みで歩くのも辛いため受診した．左足は発赤し，腫脹・熱感もあり，圧痛があった．よく見ると母趾と示趾の間にびらんがあった．趾間白癬を起因とした蜂窩織炎の診断で抗菌薬治療を行いすみやかに軽快した．

● どういうときに，典型的な蜂窩織炎を想起するか

❶ 見て，触れば，診断できるか？

蜂窩織炎は細菌性の**皮膚軟部組織感染症**（skin and soft tissue infections：SSTIs）の1つであり，真皮や皮下脂肪を侵します．皮膚の感染症ですので，なんと言っても「見た目」と「触った感じ」が重要になります．典型的には，見ると発赤（rubor）腫脹（tumor）しており，触ると熱感（calor）があり疼痛（dolor）を訴えます．しかしこれらの徴候はあくまで「炎症の徴候」であり，**感染症以外の炎症を起こす病態**でもみられます[2]．ここが「ミミック」となる最大の原因です．

❷ もうちょっと，注意して見てみよう

蜂窩織炎を疑う病変を，近づいて丁寧に観察し，菌の侵入門戸を見つけましょう．趾間白癬や陥入爪，刺し傷，やけどの痕や褥瘡などがありませんか？ その傷を中心に発赤や腫脹が拡がっているようであれば，なおさら蜂窩織炎の可能性が高まります．

今度は，一歩引いて見てみましょう．病変はもしかして反対肢にもありませんか？ 両側性の蜂窩織炎は「稀」です[3]．両側性の場合には蜂窩織炎ミミックの可能性に特に注意が必要です．

2 蜂窩織炎のミミック

症例2

78歳男性，脳梗塞後遺症のため寝たきり状態で施設入所中．左踵部に褥瘡があり外用剤や内服抗菌薬による治療をされていたが改善せず，高熱が出たため紹介受診した．診察すると踵に大きな潰瘍があり，周囲も発赤している．褥瘡を侵入門戸とした蜂窩織炎かと思ったが，腓腹部がわずかに発赤しており（図1），触ると「グジュッ」とした感触があった．下肢単純CTを撮影すると下腿腓腹部に多量のガスを含む低吸収域を認め，ガス壊疽の診断で緊急切開術を行った．病変を切開すると多量の膿がガスとともに流出してきた．筋膜も広範囲に侵されていたため徹底的な膿と壊死組織除去，洗浄を行った（図2）．

1）ヤマほどある，蜂窩織炎のミミックたち

❶ 最恐の鑑別疾患：壊死性軟部組織感染症

蜂窩織炎を診療したときに必ず指導医から質問される「危険な鑑別疾患」，壊死性軟部組織感染症（necrotizing soft tissue infections：NSTIs）です．NSTIsの典型像については文献4などで確認してみてください．

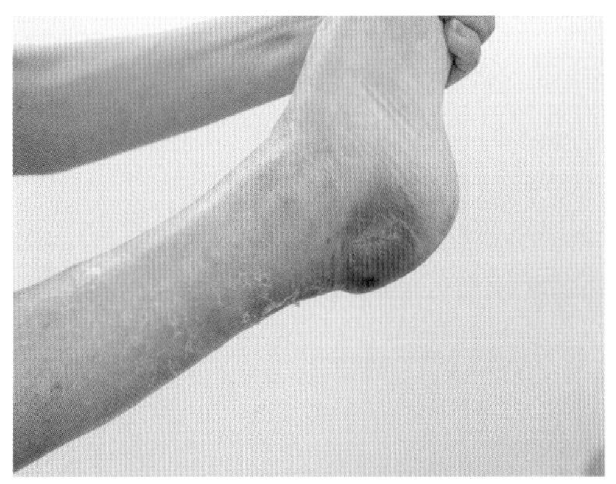

図1 症例2：来院時の左下肢
腓腹部にわずかな発赤を認める．

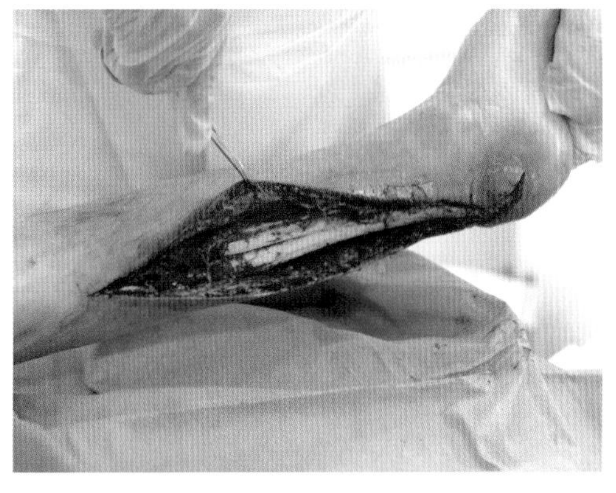

図2 症例2：切開排膿，洗浄後
腱が露出している．

「NSTIsは，“全身状態がきわめて悪く，時間単位で進行して，血疱とか皮膚黒色変化とかがある症例”に注意すればよいんですね！」…それはまったくそのとおりです．しかし，もう一歩踏み込むことが必要です．実はNSTIsといっても典型的な経過をたどる症例ばかりではありません．NSTIsは皮下の深部の感染症なので，皮膚の表面の変化が見えにくいこともあります（逆に丹毒は浅いのでわかりやすいですね）．経験的に多い“蜂窩織炎ミミック”なNSTIsは，「**先行抗菌薬がある**」です．ドレナージが必要な感染症で，ドレナージを行わず「適切な」抗菌薬が投与されている場合，一見して拮抗した経過をたどることが少なくありません．前述の症例がまさにそうで，まさに「開けて（物理），ビックリ」でした．

❷ 蜂窩織炎のミミック（鑑別疾患）を整理する

ほかにも，たくさん蜂窩織炎ミミックの鑑別疾患はあります．日常的によくみるものは，うっ滞性皮膚炎です（図3）．結節性紅斑も見慣れないと間違えられることがありますね（図4）．

丹毒は蜂窩織炎より浅い真皮を主体とした感染症ですが，病変が浅いため『境界が明瞭』に発赤・隆起します（図5）．溶血性レンサ球菌が起因菌となることが多く，蜂窩織炎と鑑別することでブドウ球菌のカバーを外した抗菌薬の選択（例えばアモキシシリンなど）も考慮することができます．

ここで，蜂窩織炎の鑑別疾患を整理してみましょう．感染性，炎症性，血管性など病態で分ける考え方もありますが[2]，「感染性×非感染性」，さらに「片側性×両側性」で4分表に分けるとわかりやすいです（表）．

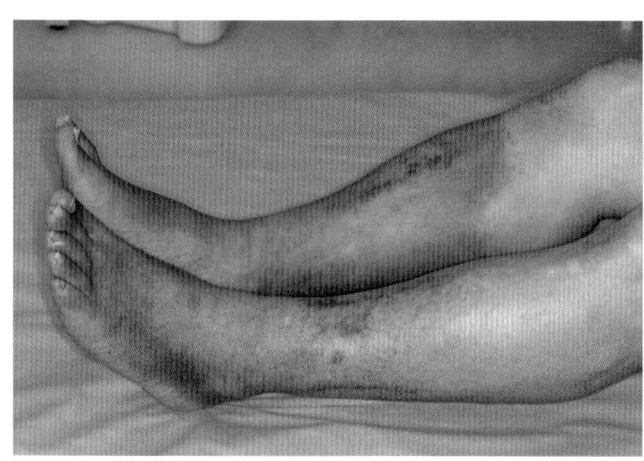

図3　両下肢うっ滞性皮膚炎
慢性的な変化のため，皮膚色素沈着を伴っている．
（写真は古賀総合病院皮膚科 津守伸一郎先生よりご提供いただいた）

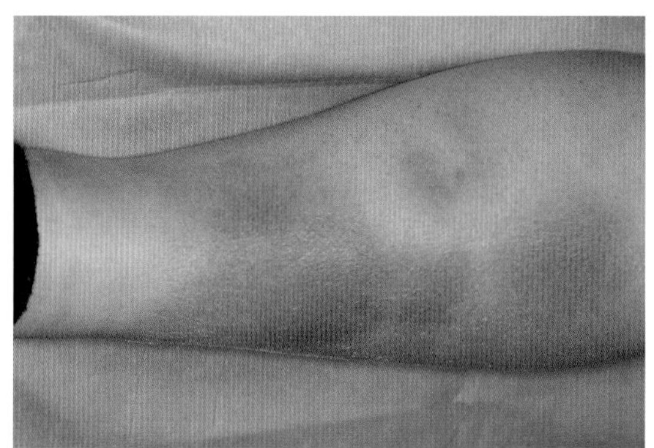

図4　下腿の結節性紅斑
大きく癒合していると広い病変に見える．
（写真は古賀総合病院皮膚科 津守伸一郎先生よりご提供いただいた）

2）ミミックに対峙する心構え

表に書いたような鑑別疾患を知り，おのおのの見分け方[1]を頭に入れておくことで対策できるようになります．もちろん蜂窩織炎に限った話ではありませんが，常に疑り深く慎重に，「ちょっと典型的じゃないし，最悪○○は鑑別に残しておきたい」という思考過程は思い込み（認知バイアスの1つ）も防いでくれます．余談ですが，即死魔法を防ぐコマンド「入院させる」もときとして助けになります．

ここがピットフォール

- NSTIsは先行治療でレッドフラグサインが見えにくくなる
- 多発性，両側性の皮膚軟部組織感染症は稀で，まずほかの鑑別を考える[2]
- 治療への反応が悪い，経過が妙に長い，徐々に進行する症例ではほかの鑑別も検討する[2]

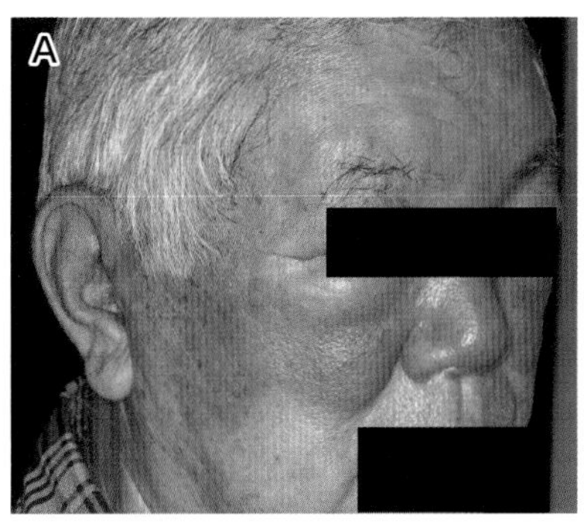

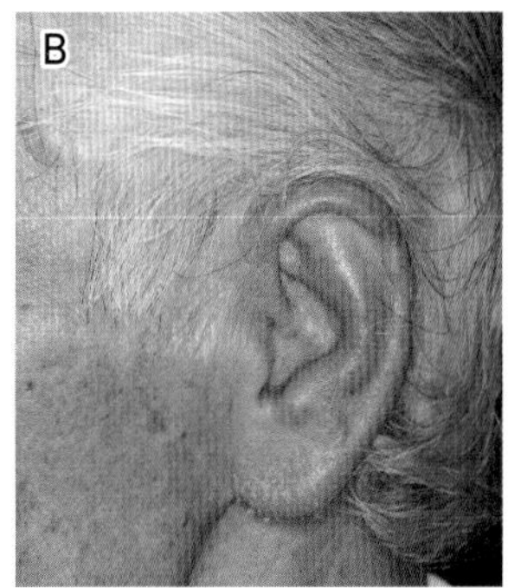

図5 顔面丹毒
A）境界明瞭に浅く隆起し発赤する．
B）耳介は皮下脂肪組織がないため，耳介に蜂窩織炎は波及できない（Milian's ear sign）ところも鑑別の一助となる．
（写真は古賀総合病院皮膚科 帖佐宣昭先生よりご提供いただいた）

表 蜂窩織炎の鑑別疾患

	片側性	両側性
感染性	・蜂窩織炎 ・NSTIs（壊死性軟部組織感染症） ・深部の亜急性～慢性感染症（骨髄炎など） ・化膿性関節炎，滑液包炎 ・特殊な曝露による感染（動物との接触，咬傷，傷の海水・淡水への曝露など）	・両側性の蜂窩織炎（稀ではあるが，慢性浮腫やリンパ浮腫がベースにある場合に発症しうる） ・糖尿病，血管疾患などに起因する潰瘍性病変などに感染を起こした場合
非感染性	・血管疾患（深部静脈血栓症，静脈閉塞，コンパートメント症候群，動脈系の問題など） ・結晶性関節炎（痛風，偽痛風）	・血管疾患〔静脈瘤，うっ滞性皮膚炎（蜂窩織炎の誤診で多い）〕 ・全身性の炎症疾患（血管炎，多形紅斑，壊疽性膿皮症）

文献3を参考に作成．

3 蜂窩織炎のカメレオン

症例3

82歳女性，乳がんの手術歴がある以外に基礎疾患はなく元気な方．悪寒，発熱が出現し受診したが，各種検査で熱源がハッキリしなかった．「そういえば右腕が重だるい」と言われたので，服を脱がせてみると右前腕が発赤していた．さらに，右胸壁も発赤していた（図6）．右腕の蜂窩織炎，右胸部の蜂窩織炎（～丹毒）の診断で治療を開始した．

● わかりにくい蜂窩織炎

❶ 下肢ではない

趾間白癬や陥入爪，浮腫が起きやすいためか，蜂窩織炎は下肢に多いようです[2]．下肢以外に蜂窩織炎が起きるときは，通常外傷などが契機となって感染を起こすことが多いのですが，この場合「怪我したところが腫れて…」とわかりやすいです．本症例のように明らかな外傷歴がない場合，**「服を脱がさないと気づけない」**ことがあります．寝たきりの患者さんの場合，背中も，靴下やオムツの下もしっかり観察しましょう．

❷ 両側性，多発性だ

先ほど「両側性の蜂窩織炎は稀だ」と言い切った舌の根も乾かぬうちですが，両側性の蜂窩織炎が起きるのはどんなときか知っておく必要があります．図7の症例は，先天性心疾患のため慢性的に下腿浮腫がある20歳男性ですが，鳥刺しを食べた後に発熱，嘔吐，下痢が生じ，数日後に両下腿の発赤腫脹，疼痛で歩けなくなりました．来院時，両下肢は発赤腫脹し，熱感・圧痛も強く，血液培養から*Campylobacter jejuni*が検出されました．

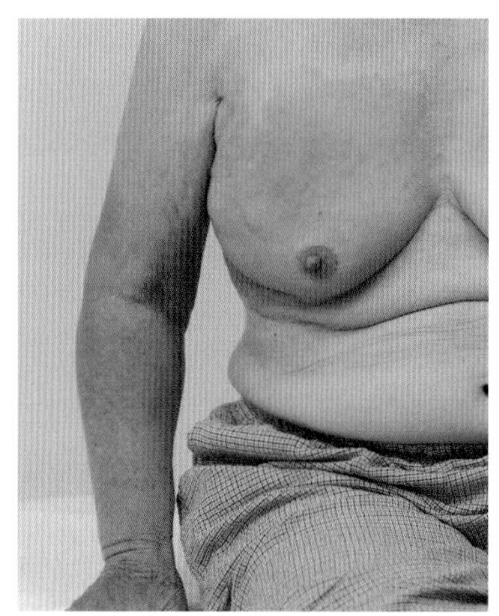

図6 症例3：右腕，右胸部蜂窩織炎
洋服の下に隠れていた病変．

外傷がない，下肢ではない，片側ではないなどのカメレオンな蜂窩織炎のとき，**菌はもしかしたら血流に乗って流れ着いたのかもしれません**．この症例もそうですが，別の場所の感染（感染性心内膜炎も！）や日常的な菌血症（歯磨きでも菌は侵入します）などから血流に入った菌が，直接の侵入門戸とは離れた，慢性浮腫やリンパ流の障害などによって感染に弱くなっている部位に付着する経路（bacteremic seeding）も稀ですが存在します．この場合，原因となった一次病変の検索が必要になることに注意しないといけません．

ここがピットフォール

- **洋服やオムツの下にカメレオンが隠れているかもしれない**
- **下肢ではない，多発性，両側性の蜂窩織炎も，「稀だがある」**
- **「典型的ではない」という感覚はミミック対策に重要だが，思い込みによるカメレオンを連れてくる**

4 まとめ

1）こんな蜂窩織炎は変だ～ミミックを疑うポイント

- 手足だけでなく生命をも奪う病態・NSTIsの徴候を探す！
- 両側性，多発性の症例では，蜂窩織炎の前にほかの鑑別疾患をあげておく！
- 「ちょっと典型的じゃないけど，蜂窩織炎でしょう！」と思ったときこそ注意！

2）こんなときには蜂窩織炎が隠れている～カメレオンを疑うポイント

- 服を脱がさないと見つからない蜂窩織炎にご注意！
- 両側性，多発性となりうる，二次性の蜂窩織炎を頭の隅に置いておく！
- 二次性の蜂窩織炎を疑ったら，侵入門戸や一次病変の検索もお忘れなく！

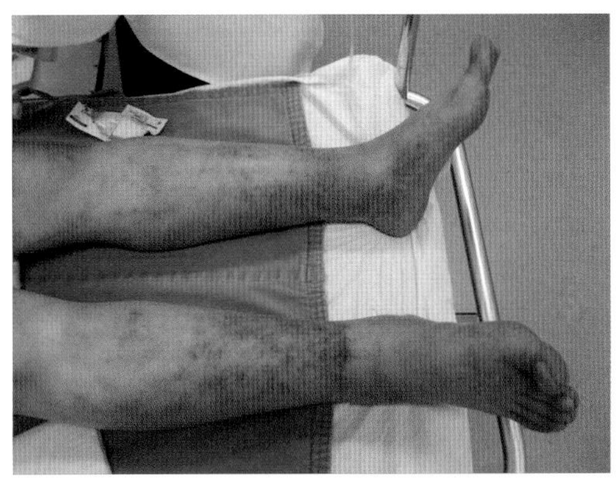

図7 両下肢の蜂窩織炎
(bacteremic seeding)

おわりに

蜂窩織炎に限らず，ドキッとした症例で「なぜミミックだったのか」「どうやってカメレオンになったのか」を深く考え，言語化してみてください．けっこう思い込みが関与していることが多いです．この自己省察の習慣は，臨床医の力量を飛躍的に上げてくれますよ．

引用文献

1）Bystritsky R & Chambers H：Cellulitis and Soft Tissue Infections. Ann Intern Med, 168：ITC17-32, 2018（PMID：29404597）

↑極めて役に立つ論文で，表だけでも必見です．SSTIsの種類やリスク因子，特殊な病原体とそれを疑う病歴（「アクアショップ店員」と聞いてピンと来ますか？），それぞれの鑑別疾患を見分けるTipsなども記載されています．

2）Raff AB & Kroshinsky D：Cellulitis: A Review. JAMA, 316：325-337, 2016（PMID：27434444）

↑病態ごとにcommon/uncommonで分けた蜂窩織炎の鑑別表が秀逸です．「インプラントへの反応」や「点滴漏れ」など，本稿記載よりさらに多くの鑑別疾患が載っています．

3）Edwards G, et al：What diagnostic strategies can help differentiate cellulitis from other causes of red legs in primary care? BMJ, 368：m54, 2020（PMID：32051117）

↑蜂窩織炎の臨床予測モデルや，皮膚温度の可視化などについての言及もあります．

4）藤田崇宏：軟部組織感染症のゲシュタルト～蜂窩織炎から壊死性筋膜炎まで.「増刊 疾患の全体像「ゲシュタルト」をとらえる感染症の診断術」，レジデントノート，16：123-129，2014

↑蜂窩織炎からNSTIsまでの概要，診断，治療についてのエッセンスが今すぐ学べます．特にNSTIsを疑うサインについては指導医から問われますので，ぜったい暗記しましょう．

参考文献・もっと学びたい人のために

1）Comegna L, et al：Pyomyositis is not only a tropical pathology：a case series. J Med Case Rep, 10：372, 2016（PMID：28003031）

↑蜂窩織炎とはズレますが，“bacterial seeding”関連で押さえてほしい“tropical pyomyositis”という病態があります．鈍的外傷や過度の運動で損傷された筋肉に，血流由来の菌が感染を起こします．これを初見で診断できたら，格好いいと思いませんか？

Profile

松浦良樹（Naoki Matsuura）

古賀総合病院 内科

総合診療医ですが，感染症のセミプロくらいになれるように修行しています．この原稿を書いているときは新型コロナウイルス対策のため，感染制御のお仕事が7割くらい，研修医教育が2～3割くらいで頑張っています．

ミミックとカメレオンを防ぐための心構え

宮崎紀樹

1 日々の診療に潜むミミックとカメレオン

ミミックとカメレオン，研修医の皆さんにとっては聴き慣れない言葉だったかもしれません．しかし，PubMedやGoogleで“○○（疾患名）mimic”や“○○chameleon”などと検索すれば，その疾患に対するミミックやカメレオンが，実にいろいろと登場します．世界中どこでも皆さん同じ悩みを抱えているようです．

ところで，ミミックといえば国民的ロールプレイングゲームのモンスターとしても有名です（知らなくても問題ありません）．宝箱と思いきや，実は宝箱に擬態したモンスターだった，という設定です．なかなか手強く，ときに即死魔法を唱え，こちらを再起不能にすることもしばしばです．

実臨床で出会うミミックも，さらにはカメレオンも，即死魔法を使ってきます．もちろん実際にわれわれが命を落とすことはゲーム同様ありませんが，患者さんはそうとも限らず，またわれわれにはトラウマという形で消えない傷を残していきます．

2 ミミックやカメレオンに引っかからないために

さて，ミミックやカメレオンに引っかからないためにどうすればよいのか．それはもう極力「診断しないこと」に尽きます．これは別にふざけているわけではありません．例えば腹痛と嘔吐が主訴の患者をみたときに，「胃腸炎」と診断してしまえばそこで終了です．でも実は心筋梗塞だったとしたらどうでしょうか．

病歴，診察，検査から思い浮かべた診断名と目の前の患者さんの様子との間に齟齬がある，違和感があると思うのならば，診断名はつけずにプロブレムとして残しておく方が無難です．救急外来で無理矢理診断をつける必要はありません．

一番大事なことは患者さんの体内で何が起こっているか，です．患者さんの病名は何か，ではありません．治療は病態に対しての介入であるのに，診断はキーワードだけを拾ってなんとなくつけていませんか？ それではすぐに罠に引っかかってしまいます．そしてそれは患者不利益につながります．なぜ「お腹が痛いと言っている」のか，「吐いている」のか，を考えるようにしましょう．

研修医の先生に覚えておいてほしいことですが，**どこかであなたがつけた診断名は，その根拠が希薄であろうが患者さんにずっと付きまとう可能性があります．もちろんそれが誤診であっても．**ですからそれ相応の覚悟をもって診断してください．

3 強い武器を持とう

もちろん，そうは言っても診断しないことには，という場面もあるでしょう．ミミックやカメレオンから身を守るには，それ相応の武器を持たなくてはいけません．ロールプレイングゲームにおけるキャラクターの“レベル”と同様に，幅広い知識や経験は一朝一夕で身につくものではありません．ですが代表的疾患や病態における，陥りやすいミミックやカメレオンを知ってさえいれば，ずいぶん回避できる可能性が上がるはずです．医学の旅をはじめたばかりの段階でも，強力な武器は持てるのです．ぜひ本特集を活用していただけたらと思います．

長い医師生活のなかでミスは誰しも大なり小なり起こすでしょうが，致命的なエラーは起こしたくないものです．読者の皆さんが，目の前で大きく口を開けているミミックやカメレオンに引っかからないことを切に願います．

Profile

宮崎紀樹（Kazuki Miyazaki）

医療法人社団晃山会 松江病院
都内某救命救急センターで長年勤務した後，現在は小さな病院で救急を含め何でもやっております．各病院が有機的につながり，地域のセーフティネットとしての救急医療を確立する，またそのモデルをつくることを目標に日々励んでおります．興味のある方はご連絡をお待ちしております．

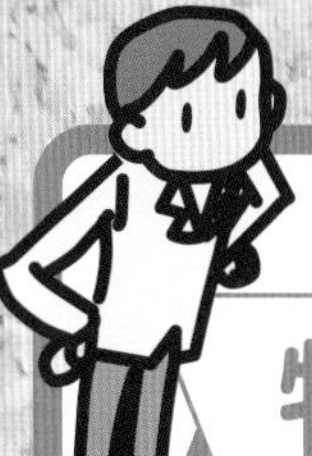

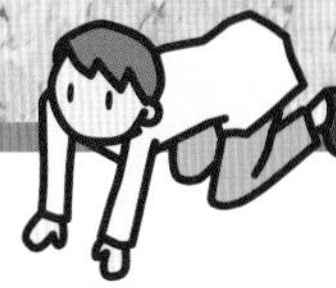

レジデントノート

特集関連バックナンバーのご紹介

2020年4月号(Vol.22 No.1)

救急ドリル

症例ベースの問題集で身につける、
救急外来での思考回路と動き方

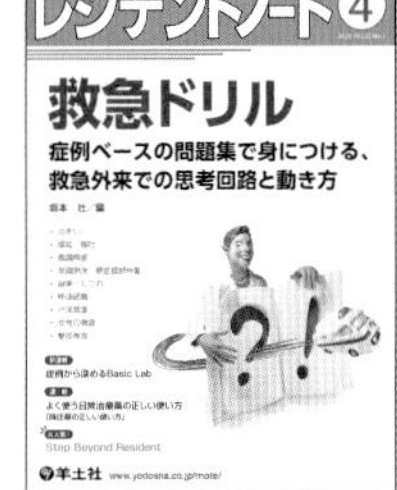

坂本 壮/編

定価 2,000円+税

ISBN 978-4-7581-1641-1

・主訴別で考えるべき点がまとまっており, 大変よかったです. フローチャートもとても有用です.

・ドリル形式であるため, 流し読みせず一度立ち止まって考えることで, 理解が深まりました.

2019年10月号(Vol.21 No.10)

救急でのエラー なぜ起きる? どう防ぐ?

思い込み、行きちがい、ストレスなど
研修医がよく出合う
シチュエーションを認識しよう

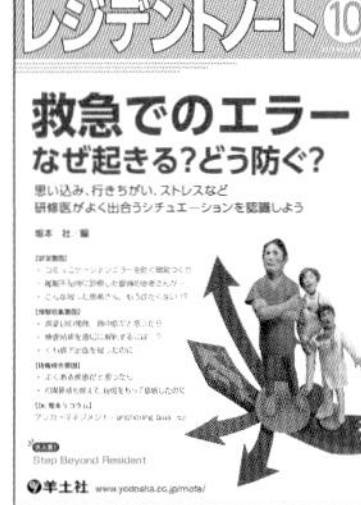

坂本 壮/編

定価 2,000円+税

ISBN 978-4-7581-1632-9

・自分の診療を改めて見直し, 他にも陥りがちなエラーについて考えることで, 今後の診療に活かすことができそうだと思いました.

・夜勤時のパフォーマンス維持の方法に関しては今後実践してみようと思いました.

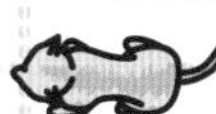

2019年3月号(Vol.20 No.18)

神経救急! さあ、次に何をする?

限られた情報から何を想定し、
どのような行動を選択するか、
よく遭遇する10の症候・症例から
身につけよう!

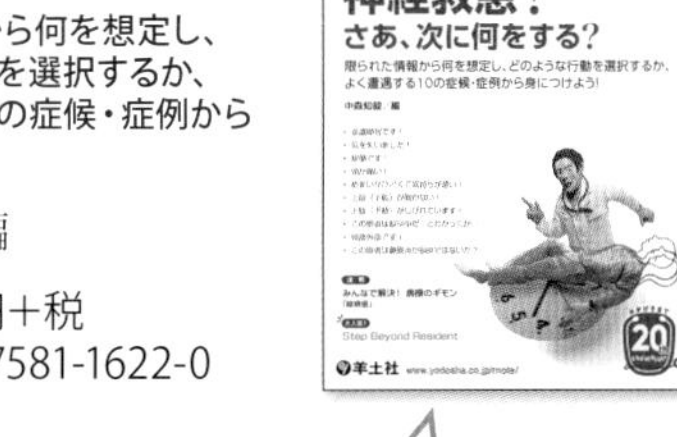

中森知毅/編

定価 2,000円+税

ISBN 978-4-7581-1622-0

・失神の項は解説が詳細かつ丁寧でわかりやすい印象でした.

・現場感覚のある記載があって興味深く読みました.

増刊2017年4月発行(Vol.19-No.2)

診断力を超強化! 症候からの内科診療

フローチャートで見える化した
思考プロセスと治療方針

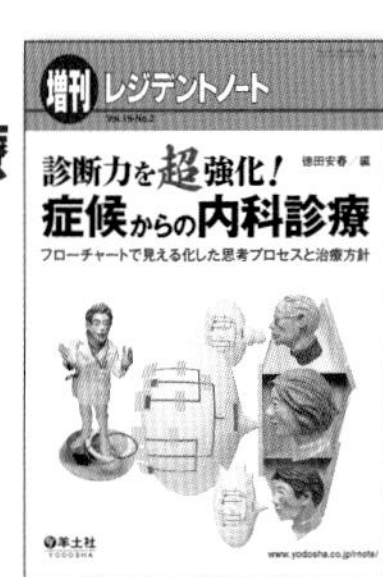

徳田安春/編

定価 4,700円+税

ISBN 978-4-7581-1585-8

・一通りの内科疾患についてそれぞれのアプローチの仕方まで記載されており, 病棟やERで一冊持っていれば安心感があります.

・フローチャートになっていて, 短い時間で参照しやすかったです.

特集とあわせてご利用ください!

詳細は www.yodosha.co.jp/rnote/index.html

最新情報もチェック ➡ residentnote　@Yodosha_RN

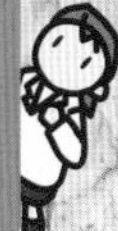

羊土社おすすめ書籍

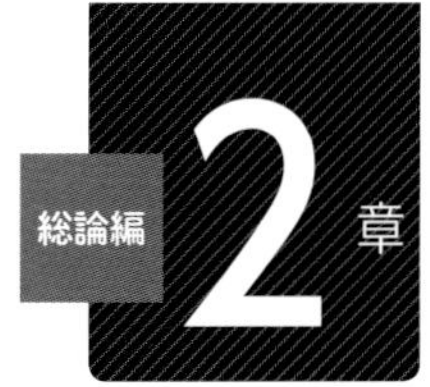

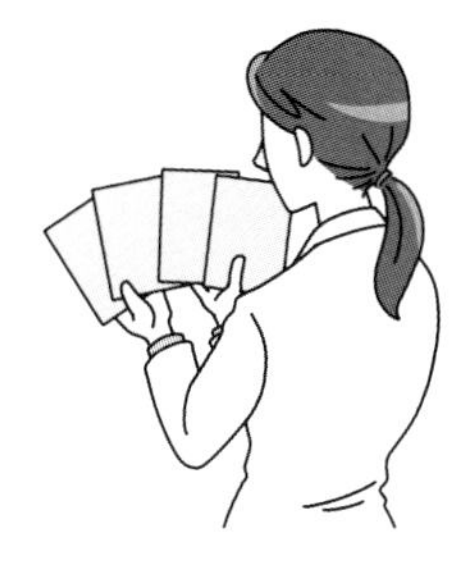

どのような選択肢があるか：臨床と研究、教育、第4の道

園田　唯、吉川充浩

ここまで医師を取り巻く環境について整理してきました。この章では、今の状況を踏まえたうえで、「いまどのような選択肢があるのか」について、僕（園田）の考えを中心により具体的に考えていきます。

医師の選択肢を大きく

- 臨床
- 研究
- 教育
- 第4の道

に分けてみていきましょう。

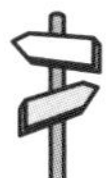

1. 臨床と研究、教育、第4の道

◆ 臨床

おそらく4つの選択肢のなかから最も多くの人が選ぶのが臨床ではないでしょうか。いうまでもなく医療は臨床現場で行われているわけで、やりがいがとてもたくさんあります。疲労が重なっても患者の笑顔にエンカリッジされて頑張れたという経験は僕にもあります。

もし臨床医の数が減ってしまうとしたら、多くの患者を診ることができなくなることを意味するため、医療界全体でみれば臨床医の確保はとても重要です。その現場を担っているという責任感に臨床への意欲を駆り立てられる人も少なくないでしょう。

当たり前ですが、医療機関は大きく病院かクリニック（診療所、医院）に分けられます。そして、病院といっても大学病院か市中病院かで性質が異なります。**大学病院に勤めるとなると要は入局するということですが、ここは慎重に考えたほうがよいポイントです。**「入局して、関連病院に行って、大学院に入って、学位をもらって、気づいたら医師10年目」なんてことはザラな話です。25歳で医師になって65歳まで働くとして、40年の医師人生のなかの10年はとても大きいものです。ましてや自分の礎となる最初の10年の話ですので、よくよく考えてジャッジしたほうがよいに決まっています。

◆ 研究

研究は基本的には大学などの大きな機関で行われます。なかには中規模の市中病院で臨床研究（実際の病気の臨床データを用いた研究）をしている先生もいますが、基礎研究（生命科学としての医学研究）を行うのは簡単ではありません。ですので、研究をやりたいと思っている人はまずどちらの研究をやりたいのか見定めることが大切です。

また、医師が研究を行ううえでもう一つ考えなければならないのが「海外で学ぶかどうか」です。特に基礎研究を志す人は留学という選択肢に直面する可能性が高いと考えておいたほうがよいです。

留学のメリットとデメリットを考える

留学に関しては憧れをもつ人も少なくないと思います。この感情の起こりは、深層心理では留学したかったからなのか、欧米に対する日本の劣等感に由来するものなのかはわかりません。個人的にもこの憧れはあるのですが、どこからこの気持ちがくるのかはっきりとはしません。異国で生活するだけでも苦労があるところに、研究に邁進するというのは確かにすごいことだと思いますが、実際のところ日本の研究はそこまで今一つなのでしょうか。

まずは研究の源となる研究費用に関してみてみると、「科学技術指標2019[1)]」によれば日本の大学における研究費は2.1兆円となっています。これは世界で第4位であり、その上はドイツの2.3兆円、中国の3.7兆円、アメリカの7.3兆円となっています。そんなに悪いものではないとみることができます。しかし、研究のクオリティについてもみてみると、とある組織が分析した「後続の研究に大きな影響を与えている論文数の分析による国別ランキング」では世界第12位となっています[2)]。これは被引用数をベースに判断しているものであって、客観的な評価とまではいきませんが、日本の研究に対する諸外国からの評価は研究費の割に高くないのかなと感じてしまうかもしれません。

いざ留学を考えるとなると、そのメリットとデメリットについてじっくりと考える必要があります。例えば次のようなものがあげられます。

留学のメリット

- 世界に研究成果を発信している教室で学べる
- 国際感覚としての視野が広がる
- 人脈が広がる
- 語学力が上がる
- 自分に自信がつく
- 箔が付いて就職や昇進に有利になる
- なんとなく格好よい

留学のデメリット

- 収入が下がる（あるいは収入がない）
- 環境に慣れなくてストレスを感じる
- 気持ちが病んでしまう
- 食事が合わない

僕の友人には留学から帰って人が変わったかのように懐の深い人物となっていた人がいます。一方で、メンタルを病んでしまってマイナスのほうに人が変わってしまった人も知っています。異文化において不安や孤独が人の心を蝕んでいくのは想像するにたやすいですので、家族で留学するという人が多いのも頷けます。**メリットとデメリットを見比べて、自分ならどういった留学ができそうかをシミュレーションしてみるとよい**かもしれません。

◆ 教育

臨床とは切っても切れないのが教育です。臨床医はみな教育者です。後輩に職人技を教える。患者さんが情報のなかで溺れないように整理し導く。患者さんに慢性疾患とのうまい付き合い方を伝授する。他科の医師に知識を整理して伝える。毎日教える場面だらけです。

つまり、医師として働くうえで大事な大きな3つの軸、これが教育と密な関係にあります。

【医師として大事な3つの軸】
①知識
②技術
③コミュニケーションスキル

この3つはどれもが重要です。どんなに知識が豊富な人であっても、患者さんに対して横柄であったり患者さんの話を全く聞かなかったりしたら、患者さんの満足度は高くなりません。また、コミュニケーションスキルが非常に高い医師であっても、技術が足りないがゆえに大事な検査でミスをしてしまうのであれば、患者さんの信頼を勝ち得るには不十分であるといえます。

3つの軸は場面場面によって相対的に重要度が変わってくるとはいえ、本来はこのどれもが十分条件を満たすように努力することが望ましいといえます。しかし、この努力というのが結構難しいのです。特に医師になりたての頃は、何をどう努力すればよいのかですらわからなかったりします。

①知識は積み重ねていくもの

知識とは積み重ねていくものです。生まれたときから知識がある人間は存在しません。そこから経験を重ねて事象から帰納的に真理を理解していき、多くの知識が蓄積されていきます。その一方で、親や先生などの周囲の人からルールを教えてもらうことで演繹的に事象の理解を深めたりすることもできます。なんだか堅苦しい表現をしてしまいましたが、要は「僕たちは経験によって知識を積み重ねていきながら、時として先人の経験を注入されることで一気に知識レベルがジャンプアップする」といった構図です。

これは医学教育においても全く同じです。身体のしくみや病気の成り立ちには、臓器の形などのマクロなレベルからサイトカインやフリーラジカルといったきわめてミクロな世界までがかかわっています。これらを独力で把握することは不可能で、先人の知識や先輩の教育があってこそ理解が可能になります。

つい10年ほど前までは、医学の勉強はもっぱら医学書を用いて行うものでした。しかし、現代は通信技術の進歩とともに学ぶ選択肢が増えてきています。ネット動画講座はもちろんのこと、専門家たちのオンラインにおける知識の共有など多岐にわたってきており、**知識取得方法の選択だけでなく、情報に対する真贋を見分ける目も必要**となってきています。

②技術の修得は物品準備から

僕は決して手先が器用なタイプではありませんが、今となっては手術以外のほとんどの手技を人並みにこなせる自負があります。医者になりたての頃にはとてもこんな自信と余裕はありませんでしたが、いろいろな先輩方のご厚意と手ほどきがあったからこそ今の自分があると思っています。これは巧言として述べているわけではなく、振り返っても本当にいろいろな人のサポートがあって手技のチャンスをいただけたおかげだなと思っています。

手技の上手下手に関してはあまり辛辣に述べてもしかたない部分があります。何よりやっている本人がよくわかっていることでしょうし、泥臭く努力すればたとえ緩徐であってもいずれスキルは向上していくものです。

ここで僕から若手医師の諸君に強調したいのが、**物品の準備は完璧にしておかなくてはならない**ということです。研修医となってほどない頃に、突如オーベンに「胸腔穿刺をするから準備をしなさい」と言われたことがあります。生半可な気持ちであった研修医園田は準備ができず、チューベンに手伝ってもらってなんとか物品をそろえることができました。するとオーベンが「園田くんやってみなさい」と言うのです。自信がない僕は断りました。翌週、同じように胸腔穿刺を行うタイミングがきたので、先週の経験を生かして物品を準備しておいたところ、またオーベンは「園田くんやってみなさい」と言うのです。勇気を振り絞ってやってみたところ、なんとか無事に手技を終えることができました。後片付けをしながら汗の止まらない僕に向かってオーベンは「一度目は手技を見せてあげる、二度目は指導しながら一緒にやってあげる、そして最後は手技を後ろから見守ってあげる。だから君は三度で習得しなさい」と言葉を残しました。なるほどそのくらい集中しないといけない世界なんだな、と感銘を受けた記憶は今でも鮮明に覚えています（ただ、「先週一度目をすっ飛ばそうとしたのでは？」という疑問に関しては胸裏に残ったままですが）。

物品をそろえられるということは手技の手順がイメージできているということです。逆にいうと、イメージができていないとそろえることはできません。僕はこの経験から、自分のもとについた若手医師が物品準備を完璧にできないときには、絶対に手技を任せないことにしています。そんな状態で手技に臨んでも患者さんに失礼ですし、事故が起こるリスクを考えたらとてもじゃないけれど任せられません。確かにきれいに線引きができるわけですね。今でもオーベンに非常によいことを教えてもらったなと思っています。

③コミュニケーションスキルの根底は礼節にあり

僕は患者さんに対して必ず敬語を使います。どんなに認知機能が落ちている人であっても小さい子どもであっても基本は敬語です。患者さんは自分の病に不安を覚え、つらい気持ちをもっているのに、横柄にみえるかもしれない態度をとるのはプロではないと思ってしまいます。特に信頼関係のまだ確立できない状態では細心の注意を払うべきではないでしょうか。

逆に、自分や自分の家族が受診したときを想像してみてください。よく知らない医者がいきなりタメ語で話しかけてきたらどう思うでしょうか。少なくとも礼儀のある人という印象は受けにくいと思います。

結局は裏返しなのです。タメ語で失敗することよりも敬語で失敗することのほうが少ないと思います。もちろんタメ語が望ましい場面がないとはいいませんが、医師－患者のコミュニケーションの基本がタメ語ではないことは間違いないと思います。ノブレスオブリージュとまではいいすぎかもしれませんが、**礼節をもって相手に接すること**はプロとして心しておきたいところです。

◆ 第4の道

産業医、検診医（健診医）

臨床に携わらない医師としては、産業医と検診医（健診医）があります。いずれも臨床医と比べると、時間的な制約が少ないです。産業医は診断や治療はせずに、面談やレクチャー、ストレスチェックや勧告などを行います。産業医になるためには、決められた研修を受けることが一般的で、そう大変ではありません。

行政機関

行政の仕事に進む医師は0.5％程度とわずかです。代表例は、厚生労働省、PMDA、WHOです。

厚生労働省の医系技官は卒後10年以内の医師が対象で、多くは初期研修修了後の入省が多いようです。仕事の内容は多岐にわたり、厚生労働省のホームページ[3]に具体例が載せてあり参考になります。

PMDAは「医薬品医療機器総合機構」という名の独立行政法人です。2004年に設立されました。仕事の内容は、医薬品の副作用による健康被害を救済すること、新しい医薬品・医療機器の承認審査を行うこと、市販後における安全性に関して情報の収集から提供までを行うことです。新しい薬や機器を世に送り出す審査員であり、送り出した後も安全の番人として働くわけです。

WHOなどの国際保健は、もてる者ともたざる者に分断されている現代社会の「病」に立ち向かうものです。公衆衛生の素養が必須です。

企業

企業に勤める場合の選択肢は、製薬会社や医療機器メーカーのほか、保険会社（加入審査）もあります。企業は研究開発や薬事に携わるのが主です。創薬のみならず、世界をまたにかけた共同治験にかかわるなど、潤沢な資金を用いたスケールの大きな仕事は魅力的ですね。

いずれも臨床医として働いている人からしたら一言いいたくなる選択肢かもしれません。しかし、**医学的知見を発揮することで新たなバリューをもたらすことができる場は、医師との親和性が高かったりするもの**です。もちろんどんな企業でも医師としての知識と経験が重宝されるというわけではありませんが、選び方さえ間違えなければバリューを出せるし、雇用側としても雇ってよかったなと思ってもらえると思います。昨今、健康や医療に関連している企業は多くありますので、気軽に連絡をとってみたり見学してみたりしてもよいかもしれません。

起業

また、起業に関しては、ほとんどの医師は医療領域で起業しています。もしやりたいことや社会にインパクトを残したい分野がある人は、起業するのも一つの手だと思います。ただし、ビジネスは医学と全く異なるので、会社をうまく回すスキルは別に学んでいかなければなりません。よほどの天才ではないかぎりこれを知らずしてうまくいくことはないと思いますので、まずビジネスの基礎から学んでいくようにしてください。BSやPL、EBITDAといわれてもピンとこない人は、いきなり起業しても痛い目をみる可能性が高いです。思いの強い人は、すでに起業した医師（彼らは自分たちをアントレドクターとよんでいたりもします）を調べて、お話しする機会をもらうのもよいかもしれません。

文献

1)「科学技術指標2019（調査資料-283）」（文部科学省 科学技術・学術政策研究所）、2019（https://www.nistep.go.jp/archives/41356）
2)「インパクトの高い論文数分析による日本の研究機関ランキング2019年版を発表」（クラリベイト・アナリティクス・ジャパン社）（https://clarivate.jp/news-releases/2019/esi2019/）、2019
3)「医系技官採用情報」（厚生労働省）（https://www.mhlw.go.jp/kouseiroudoushou/saiyou/ikei/index.html）

※本稿は単行本「医師免許取得後の 自分を輝かせる働き方（キャリア）」pp.189～198より転載したものです.

なるほどわかった！日常診療のズバリ基本講座

このコーナーでは臨床研修で必要な日常診療のきほんの"き"について，先輩医師が解説します！

シリーズ：患者さんをよくするための「リハビリオーダー」

後編 各部門のリハビリの実際

大野洋平

はじめに

前編（2020年9月号）ではリハビリオーダーの基本を解説しました．今回は，リハビリの3部門（理学療法，作業療法，言語聴覚療法）で実際にどのようなことを行っているかについて紹介していきます．

※リハビリ科医がいる医療機関では主治医が「リハビリ依頼」をしてリハビリ科医が「リハビリ処方」を行いますが，リハビリ科医がいない医療機関では主治医が直接「リハビリ処方」を行うことが多いです．本シリーズでは「リハビリ依頼」「リハビリ処方」を合わせて「リハビリオーダー」と呼びます．

どの部門を処方すべきか

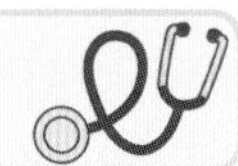

表1に記載した療法士の人数に注目しましょう．理学療法士が最も多く，作業療法士が2番目に多く，言語聴覚士が最も少ないです．ほとんどの医療機関でおおむねこの人数順となっています．

原則として，廃用症候群や全身の疾患により持久力や筋力が低下している症例にはまず理学療法が第一選択となります．加えて，上肢の機能に大きな問題がある場合やADLの自

表1 3部門の療法士（前編より再掲）

理学療法士	PT（physical therapist）	17万2,285人（2019年）[1]
「手足を動かす」「立つ・座る」「歩く」などの日常生活に必要な基本動作能力の評価・訓練を行う		
作業療法士	OT（occupational therapist）	9万4,241人（2019年）[2]
食事，排泄，入浴などの応用動作の訓練を行う．また認知機能や高次脳機能（主に言語面以外）の評価・訓練を行う		
言語聴覚士	ST（speech-language-hearing therapist）	3万2,863人（2019年）[3]
言語障害（うまく話せないなど），音声障害（声が出しづらいなど），嚥下障害（ものを飲み込みづらい）といった障害に対して評価・訓練を行う		

立をめざす場合には作業療法の追加を検討します．また，嚥下障害や言語障害，音声障害を認める場合には言語聴覚療法を検討します．

ただし，特に言語聴覚士は多くの病院で人数が少なく，嚥下障害に介入したいと主治医が考えても実際には処方できないこともあります．その場合，理学療法士や作業療法士が嚥下にかかわる口や頸部の筋肉の訓練を行うことがあります．

食物を摂取する訓練を「直接訓練」と呼ぶのに対し，食物を摂取しない嚥下機能訓練を「間接訓練」と呼びます．言語聴覚士の介入が難しい嚥下障害のある患者さんに対しては，ほかの療法士や看護師とも連携して，こうした「間接訓練」を患者さんに指導できるとよいでしょう．間接訓練の例を**図**に示します．

リハビリを処方できる疾患名については前編（2020年9月号）も参照してください．

★ポイント

リハビリオーダーに適切な疾患名を選択し，どの部門をオーダーすべきか考えましょう．

舌の体操	
	舌を出すー戻す
	前歯の裏ー上唇に触れる
	前歯の裏（上下）に触れる
	口角（左右）に触れる

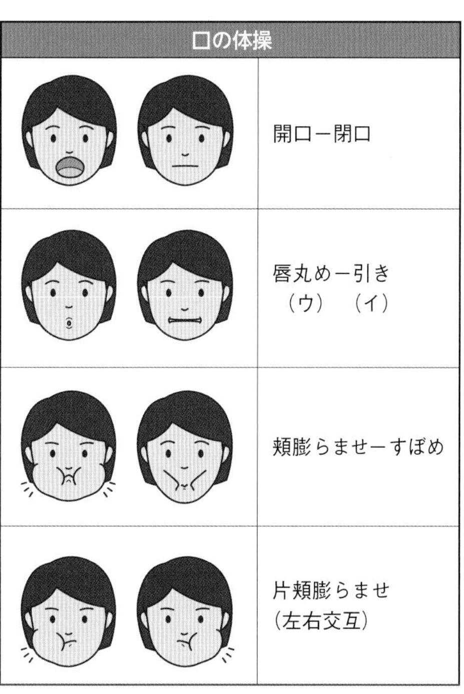

口の体操
開口ー閉口
唇丸めー引き
（ウ）（イ）
頬膨らませーすぼめ
片頬膨らませ
（左右交互）

図 間接訓練の例
国立病院機構東京病院作成 自主トレプリントより．

リハビリでは何をしているか

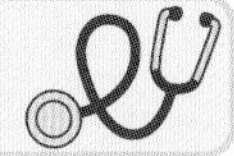

20分1単位のリハビリの時間で療法士たちは何をしているのでしょうか？ 理学療法であれば，理学療法士ははじめに筋力，関節可動域，歩行能力など，主に患者さんの運動能力について細かく評価します．作業療法の場合は作業療法士が，患者さんの状態によりますが，一般的には上肢や手指の筋力・関節可動域，認知機能などを評価します．言語聴覚療法であれば食事場面や会話から嚥下機能，構音障害の程度や言語機能を評価します．そしてそれらをもとに，その患者さんにあったリハビリのプログラムを作成し，行っていきます．急性期病院では一般的にリハビリ介入時間は1日20～40分間（1～2単位）程度あり，ずいぶんと多くの情報を療法士は得ることができるのです．

安全にリハビリを行うために

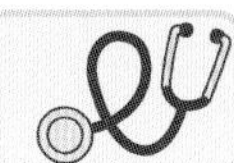

「先生，5西病棟の○○さんに今日から介入予定のPTの△△です．今朝熱があったみたいですがリハビリ介入してもよいでしょうか？」という療法士からの問い合わせは，研修医によくかかってくる電話の1つではないでしょうか．バイタルサインや全身症状によってはリハビリを中止あるいは制限する必要があり，医師の皆さんはその判断をいつも求められています．リハビリの中止基準の一部（**表2**）をご紹介しますので，参考にしてください．ただし，必ずしもこれに従う必要はなく，**リハビリを中止するかどうかは患者さんの希望や今後の見通しなども含めて総合的に判断する**ようにしてください．また，重症の大動脈弁狭窄症があり労作による失神や突然死のリスクが高いなどの場合には，主治医から本人やご家族にリスクを説明し，リハビリ実施への同意を得ること，療法士にもその旨

表2 リハビリの中止基準（積極的なリハビリを実施しない場合）

① 安静時脈拍 40/分以下または120/分以上
② 安静時収縮期血圧 70 mmHg以下または200 mmHg以上
③ 安静時拡張期血圧 120 mmHg以上
④ 労作性狭心症の方
⑤ 心房細動のある方で著しい徐脈または頻脈がある場合
⑥ 心筋梗塞発症直後で循環動態が不良な場合
⑦ 著しい不整脈がある場合
⑧ 安静時胸痛がある場合
⑨ リハ実施前にすでに動悸・息切れ・胸痛のある場合
⑩ 座位でめまい，冷や汗，嘔気などがある場合
⑪ 安静時体温が38℃以上
⑫ 安静時酸素飽和度（SpO_2）90％以下

文献4より引用．

を伝え中止基準を個別に設定することが重要です．

また，**表2**には記載がないものの，よく遭遇するリハビリを行うべきか迷う検査データについて，以下にまとめました．これらは各医療機関で基準を定めていることも多いので，上級医やリハビリ科医に確認するようにしてください．

❶ 好中球減少

好中球500/μL以下で感染のリスクが高くなり，クリーンルーム管理などの対策をとるべきとされています[5]．

❷ 貧血

明確な基準はありませんが，Hb 8 g/dL以下または急なHb低下がみられる際は介入を行うべきではないと考えます．

❸ 血小板減少

1～2万/μLでは抵抗運動（※ダンベルを持ち上げるなど）を行わないようにします．1万/μL以下では積極的な介入を行うべきではないとされています[5]．

❹ Dダイマー高値

基準値の標準化はされていませんが，＜500 ng/mLあるいは＜1 μg/mLを基準値とすることが多いです[6]．施設で定めた基準値を超えている場合や下肢の腫脹・熱感などを認める場合は深部静脈血栓症が疑われるため，積極的に下肢超音波検査など画像検査を行います．深部静脈血栓症は生命にかかわる肺血栓塞栓症を引き起こすことがあるため，画像検査を行い結果がわかるまでリハビリでは下肢のマッサージや関節可動域訓練は避け，離床もできるだけ行わないことが望ましいです．また深部静脈血栓症を認める患者さんにリハビリを行う場合，療法士とこまめに連絡をとり，SpO_2低下や呼吸苦，下肢の腫脹や疼痛がないか注意しながら介入するよう指示しています．

処方した「療法士」と話しましょう

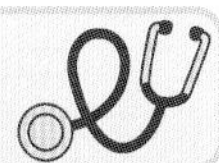

さて，皆さんはこれらの「療法士」と話をしたことはありますか？ 療法士がリハビリ介入した際の情報はカルテにも記載されますが，可能な限り**主治医の皆さんには療法士から彼らの評価結果や今後の見通し（自宅に帰れるADLか，など）を直接聞き出してほしい**と思います．主治医では気がつかない運動・認知機能や，療法士と患者さんの対話のなかで明らかとなる生活状況など，さまざまな情報が得られるかもしれません．多くの病院では多職種カンファレンスが開催されていますが，そこで療法士からの報告を聞くだけでなく，ぜひ自分から積極的に療法士にコンタクトをとり，患者さんについて深く知ってほしいと思います．また，療法士の多くは医師に対して，心理的な「壁」を感じています．医師の側から話しかけることで彼らも安心して私たち医師に相談し，介入することができるのです．

リハビリ見学のススメ

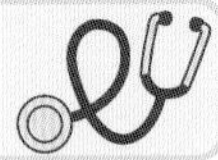

療法士とコンタクトをとることが重要と述べましたが，大きな病院ほど医師と療法士は接する機会が少ないようです．療法士に会うチャンスは，**担当患者さんがリハビリを行っているところに医師が自ら訪れることです**．そこでは朝の回診ではぐったりと臥床していた患者さんが，リハビリ中は生き生きと歩いているといったこともよくみられます．また，療法士が患者さんに対してどのように声をかけ，一緒に何をしているのかを知ることができます．リハビリの実施時間は電子カルテや担当看護師さんから確認しましょう．リハビリの時間に病室にいない患者さんは，広いリハビリ室に行っているかもしれません．医師のリハビリ室見学は，療法士は大歓迎です．ただし，認知機能の検査や言葉の訓練などは個室で行うことがあるので，療法士と患者さんに見学してもよいか確認してから入るようにしましょう．

★ポイント

安全にリハビリを行うため，中止基準を設定しましょう．療法士とコミュニケーションをとり，積極的にリハビリを見学しましょう．

症例1

〈ストーリー〉

82歳男性．COPD，糖尿病，高血圧があり当院内科外来に通院していた．数日前からの呼吸苦，発熱を主訴に救急外来を受診した．気道感染を契機としたCOPD急性増悪の診断で入院．入院2日目に解熱，4日目には酸素投与量は3 L/分から1 L/分になった．上級医から「リハビリオーダー」を出すよう言われた．

入院前は当院まで徒歩とバスで通院しており，その他ADLはすべて自立していた．自宅は戸建て2階（寝室は2階），80歳の特に持病のない妻と2人暮らしであった．介護保険未申請．本人，妻は自宅退院を希望している．

〈転帰〉

理学療法（PT）を処方した．入院5日目から1日2単位理学療法士が介入を開始した．SpO_2をモニタリングしながら離床訓練や歩行訓練を行ったところ，酸素なしでは安静時SpO_2 91 %，労作時SpO_2 84 %まで低下する状態が続いた．主治医と相談し，在宅酸素療法（home oxygen therapy：HOT）を導入することとなった．酸素需要の少ない効率的なADLを指導するため，作業療法（OT）を追加処方した．また階段昇降ではSpO_2が低下しやすいため，寝室を1階に移動することとなった．介護保険を申請し要支援1と判定され，退院後週1回訪問看護を導入することとなった．入院20日目に自宅退院した．

症例2

〈ストーリー〉

88歳女性．半年前肺炎の診断で他院の内科に入院していた．今回は2日前からの38℃の発熱，咳嗽のため当院を予約外受診した．SpO_2 86％（室内気），胸部X線にて右下肺野に浸潤影を認め肺炎の診断で入院となった．入院3日目，酸素投与不要となった．上級医から「リハビリオーダー」を出すよう言われた．

今回の入院前は屋内つたい歩き，屋外は娘が脇を支えて歩行していた．食事は娘がつくる常食を自己摂取していた．自宅はマンション1階（バリアフリー），娘，孫2人と同居している．介護保険は要介護1で週2回デイサービスに通所している．本人，家族は自宅退院を希望している．

〈転帰〉

理学療法（PT）を処方した．入院4日目から1日2単位理学療法士が介入を開始した．労作時も呼吸苦やSpO_2の低下はほとんどみられなかった．嚥下機能を評価したところ嚥下障害を認めたため，誤嚥性肺炎を疑われた．言語聴覚療法（ST）を追加で依頼した．STと食形態を検討した結果，常食からきざみ食に変更し，水分にとろみをつけることとした．娘に食形態の指導を行い，嚥下食の配食サービスも利用することとした．また理学療法でも口や頸部の間接訓練を行った．退院後もデイサービスを利用することとなり，デイサービス職員も同席してもらい退院前にカンファレンスを行った．入院18日目に自宅退院した．

まとめ

残念なことに，「リハビリはオーダーしたら終わり，あとは良きにはからって」という，いわば「丸投げリハビリオーダー」が多いのが現状です．

これは，これまで医師に対するリハビリについての教育が不十分であった影響が大きいと思います．また療法士も医師に遠慮しコミュニケーションを十分に取れなかったことも一因でしょう．

しかし，リハビリは薬と同じく「処方」するものであり，その先には必ず「目標」があります．本稿を読んでいただいた皆さんには，ぜひ患者さんが受けているリハビリに興味をもち，療法士やリハビリ科医とコミュニケーションをとり患者さんのマネジメントに役立てていただきたいと思います．

引用文献

1）日本理学療法士協会：統計情報
http://www.japanpt.or.jp/about/data/statistics/

2）日本作業療法士協会：日本作業療法士協会誌 第87号．2019
https://www.jaot.or.jp/files/page/kankobutsu/pdf/ot-news2019/2019-06.pdf

3）日本言語聴覚士協会：会員動向
https://www.japanslht.or.jp/about/trend.html

4）「リハビリテーション医療における安全管理・推進のためのガイドライン第2版」（公益社団法人日本リハビリテーション医学会 リハビリテーション医療における安全管理・推進のためのガイドライン策定委員会/編），診断と治療社，2018

5）がんのリハビリテーション：がんのリハビリの実際・リスク管理
http://www.cancer-reha.com/saizensen/2-6risk.htm

6）日本循環器学会．肺血栓塞栓症および深部静脈血栓症の診断，治療，予防に関するガイドライン（2017年改訂版）
https://www.j-circ.or.jp/cms/wp-content/uploads/2020/02/JCS2017_ito_h.pdf（2020年6月閲覧）

Profile

大野洋平（Yohei Ohno）

国立病院機構東京病院 リハビリテーション科

リハビリテーションの卒前教育は少なく，研修医の先生には馴染みが薄い領域かもしれません．しかしリハビリテーション科は患者さんの回復や変化を共有できる，魅力ある診療科だと思います．多様なバックグラウンドを持つ先輩医師が多い，間口の広い診療科でもあります．

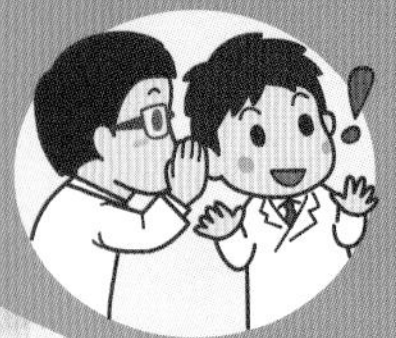

臨床検査専門医がコッソリ教える…
検査のTips!

シリーズ編集／五十嵐 岳（聖マリアンナ医科大学 臨床検査医学講座）

第43回　急激な血小板数減少…何が起きたんだろう？

西川真子

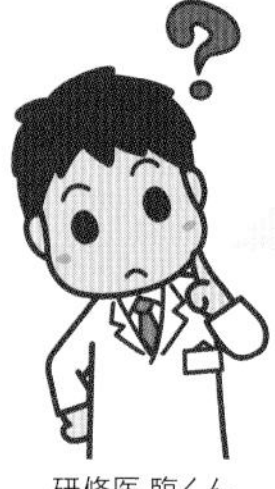

研修医 臨くん

先生，外来通院中の患者さんなのですが，本日の採血で血小板数が1.5万/μLに低下していると連絡がありました！ 前回は23万/μLあったのに…．何か重篤な血液疾患を見落としていたのでしょうか？

確かに血小板数1.5万/μLだと命にかかわる出血をきたす可能性があるね．だけど臨くん，ちょっと落ち着いて…まずは塗抹標本を観察してみようか．もしかすると“EDTA依存性偽性血小板減少症”かもしれないよ？

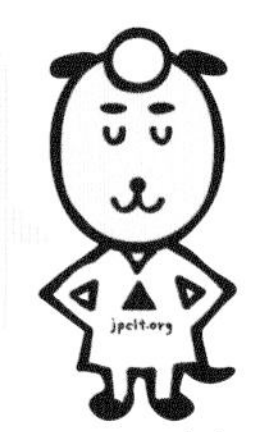

けんさん先生

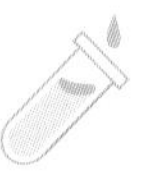

解説

偽性血小板減少とは？

生体内での血小板数が減少していなくても，“自動血球分析装置の測定結果が見かけ上減少すること”を偽性血小板減少というんだ．偽性血小板減少の原因の多くは採血困難や転倒混和不足などによる凝固，EDTA依存性偽性血小板減少だよ．今回のように，急激な血小板減少を認めたものの全身状態に明らかな異常がないときには，まず“本当に血小板が少ないのか”，末梢血塗抹標本を確認するべきだね（図）．実際には，急な血小板減少を認める場合，技師さんがあらかじめ血小板凝集の有無を確認してくれていることが多いんだ．

EDTA依存性偽性血小板減少とは？

血算で使用する抗凝固剤EDTA-2Kによって血小板が凝集し，血小板数が偽低値になる現象のことで，0.1～1.0％の頻度で発生するんだ．血液にEDTA塩が加わると血小板膜抗原のGPⅡb/Ⅲa（glycoprotein Ⅱb/Ⅲa）のエピトープ（抗原決定基）が変化し，このエピトープと患者の免疫グロブリンが反応し凝集が起こると考えられているよ．この原因としては，基礎疾患がある場合とない場合があり，前者の場合には抗菌薬，抗てんかん薬投与や自己免疫疾患などが報告されているね．後者の場合の原因はわかっていないんだ．誰にでも起こりうることなんだよ．

また，採血困難などの検体不良例では採血管の目視で判別できる場合もあるのだけれど…EDTA依存性偽性血小板減少では，血小板凝集塊が小さいため，採血管の目視では判別ができないよ．必ず末梢血塗抹標本を作製し，顕微鏡で観察する必要があるんだ（図B）．

EDTA依存性偽性血小板減少の対処方法は？

EDTAによる血小板凝集の完全な回避方法はいまだにないんだ．けれども，カナマイシンを加

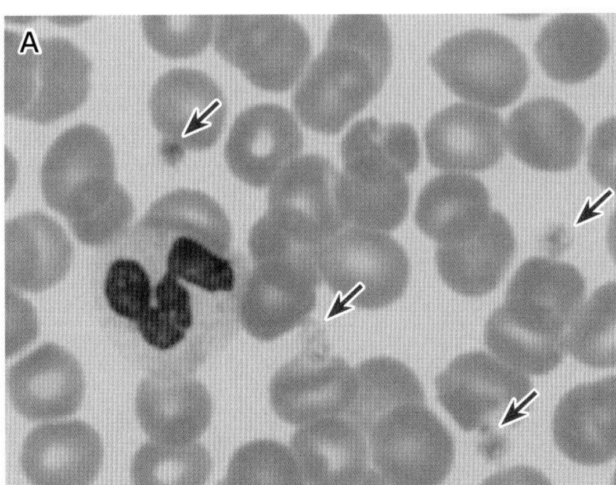

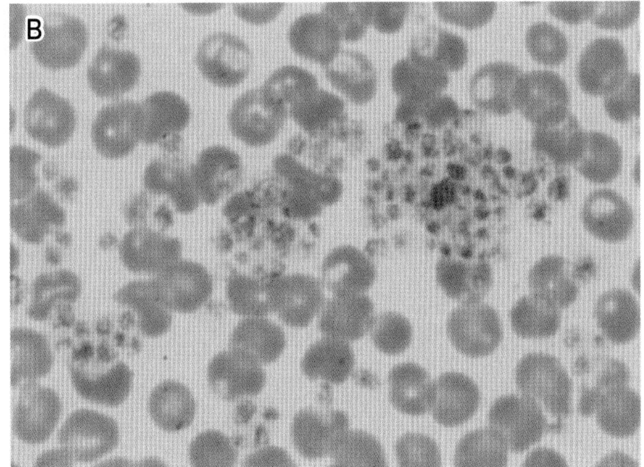

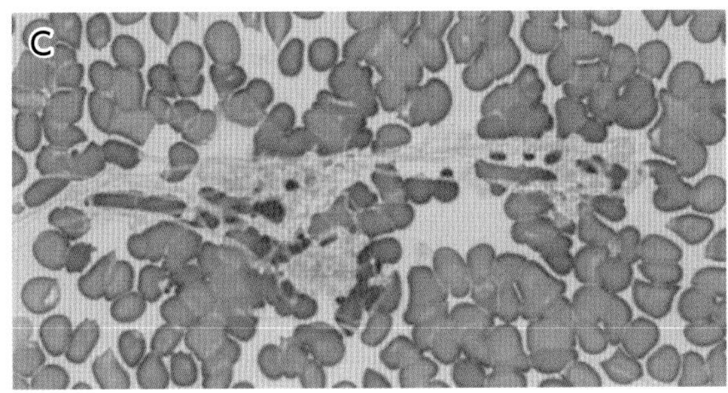

図　末梢血液像（塗抹標本）

A）正常（➡に示す細胞が正常血小板）．
B）EDTA依存性偽性血小板減少（血小板凝集塊を認める）．
C）フィブリン糸（採血困難や転倒混和不足による検体不良で認められる）．

えたEDTA採血管や，EDTA以外の抗凝固剤入り採血管（凝固検査用採血管，血糖検査用採血管）で採血する，抗凝固剤を用いずに採血後即座に測定する，などの方法で対処することは可能だよ．施設により対処方法が異なるので，検査室に確認してみてね．

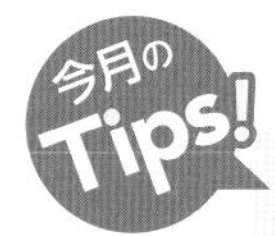

血小板減少がみられるにもかかわらず，出血傾向が認められない場合は，偽性血小板減少の除外がまず必要！ 検査室に確認してみてね！

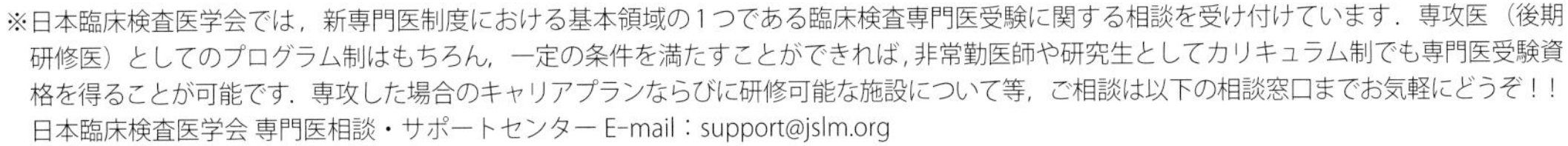

※日本臨床検査医学会では，新専門医制度における基本領域の1つである臨床検査専門医受験に関する相談を受け付けています．専攻医（後期研修医）としてのプログラム制はもちろん，一定の条件を満たすことができれば，非常勤医師や研究生としてカリキュラム制でも専門医受験資格を得ることが可能です．専攻した場合のキャリアプランならびに研修可能な施設について等，ご相談は以下の相談窓口までお気軽にどうぞ！！
日本臨床検査医学会 専門医相談・サポートセンター E-mail：support@jslm.org

※連載へのご意見，ご感想がございましたら，ぜひお寄せください！ また，「普段検査でこんなことに困っている」「このコーナーでこんなことが読みたい」などのご要望も，お聞かせいただけましたら幸いです．rnote@yodosha.co.jp

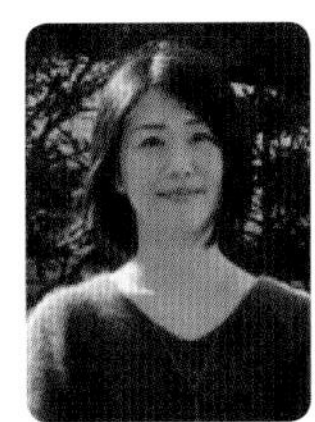

今月のけんさん先生は…
東京大学医学部附属病院 検査部の西川真子でした！ 臨床検査専門医は，適切かつ信頼性の高い臨床検査の実践を通し，診断医学に貢献します．臨床検査専門医は臨床医学全般にかかわる総合的な科学者と位置づけられ，この学際的な側面は，診療だけでなく研究にも大きく生かすことができると考えています．臨床検査専門研修にご興味のある方のご連絡をお待ちしています．

日本臨床検査医学会・専門医会 広報委員会：
五十嵐 岳，上蓑義典，尾崎 敬，木村 聡，小柴賢洋，高木潤子，田部陽子，千葉泰彦，西川真子，増田亜希子，山本絢子

臨床検査専門医を目指す方へ

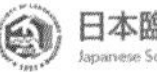
日本臨床検査医学会
Japanese Society of Laboratory Medicine

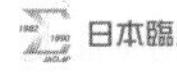
日本臨床検査専門医会

基本検査所見

症例から深めるBasic Lab

Clinical Laboratory Problem Solving

シリーズ編集／濱口杉大（福島県立医科大学 総合内科）

何となくで出しがちな基本検査，その所見を症例の流れからどう解釈するか？ 総合内科医の目のつけどころを紹介します．

第7回 原因不明の大量腹水で紹介となった高齢女性（その1）

下谷陽子

症例

80歳代後半の女性．

来院8年前に両肩，手関節の関節痛や手のこわばりが出現し関節リウマチ（rheumatoid arthritis：RA）と診断された．メトトレキサートが導入され，以降は軽度の手関節痛があるものの増悪はなく経過していた．

来院1カ月前より腹部膨満があり下腿浮腫も自覚した．食欲低下があり食事摂取量が半分程度になった．来院2週間前にかかりつけ医を受診し，腹水，下腿浮腫に対して，メトトレキサート中止，スピロノラクトン内服を開始されたが改善なかった．腹水，下腿浮腫の精査目的に紹介され精査加療目的に入院とした．

RA以外に高血圧，脂質異常症の既往があり，輸血歴はなく，内服歴はスピロノラクトン25 mg/日，シンバスタチン5 mg/日，センノサイド12 mg/日，アルファカルシドール1 μg/日，アムロジピン5 mg/日，メトトレキサート6 mg/週，エスゾピクロン1 mg/日，他市販薬やサプリメントはなかった．飲酒・喫煙歴なく，20年前まで工場勤務（アスベストや化学薬品の曝露なし），高度難聴があり筆談が必要だがADLは自立し独居．家族歴は特記すべきことはなかった．

身体所見：意識清明，血圧114/57 mmHg，心拍数82回/分 整，体温37.0℃，呼吸数12回/分，SpO_2 99％（室内気）．眼瞼結膜蒼白あり，眼球結膜黄染なし，頸部リンパ節触知せず，甲状腺腫大なし，肺音清，心音正常，心尖部で駆出性雑音あり，腹部は膨満，腹壁軟，蠕動音やや減弱，肝脾腫は触れない，圧痛なし，両下肢全体に圧痕性浮腫（slow pitting edema）あり，手関節・PIP関節・DIP関節に変形あるも発赤・熱感・圧痛はなかった．

基本検査所見：白血球8,100/μL（好中球82％，リンパ球10％），赤血球2.52×10^6/μL，Hb 8.5 g/dL，Ht 25.9％，MCV 103.1 fL，血小板33.4万/μL，PT-INR 1.23，aPTT 36.1秒，

TP 7.5 g/dL，Alb 2.6 g/dL，AST 41 IU/L，ALT 17 IU/L，LDH 219 IU/L，γ-GTP 89 IU/L，ALP 260 IU/L，コリンエステラーゼ65 IU/L，BUN 14 mg/dL，Cr 0.95 mg/dL，血糖110 mg/dL，Na 138 mEq/L，K 3.8 mEq/L，Cl 107 mEq/L，CRP 12.20 mg/dL，HBs抗原陰性，HCV抗体陰性，TSH 3.468 μIU/mL.

エコーで多量の腹水貯留を確認し腹水穿刺を行った．黄色透明の腹水を2,000 mL程度排液した.

腹水検査：黄色透明，蛋白2.5 g/dL，アルブミン1.0 g/dL，トリグリセリド23 mg/dL，アミラーゼ25 mg/dL，アデノシンデアミナーゼ（ADA）7.6 IU/L，細胞数は106/μL（リンパ球25/μL，多核白血球15/μL），腹水グラム染色陰性，腹水抗酸菌染色陰性.

解説

腹水貯留を認めたら可能な限り腹水穿刺し腹水検査を行いたい．腹水穿刺は重篤な合併症がほとんどないとても安全な検査であり[1]，血小板減少や凝固障害があっても禁忌にはならない.

1）腹水の外観

腹水を採取できたらまずは外観を確認する．黄色透明の腹水は門脈圧亢進によるものであることが多く，血性腹水は癌性腹膜炎や外傷性で，乳糜腹水は膵疾患で認めることが多い．混濁があれば感染の可能性を考える.

2）腹水検査

腹水検査は，下記を提出する.

- 生化学検査（蛋白，アルブミン，ADA．必要に応じてトリグリセリド，アミラーゼ，LDH，糖など）
- 細胞数・細胞分画カウント
- グラム染色，抗酸菌染色，一般細菌培養，抗酸菌培養
- 細胞診

一般細菌培養では採取した腹水は血液培養ボトルに入れた方が感度が上がるといわれている[2]．細胞診は細胞成分があればセルブロック（細胞診検体を固定し，組織検体として観察できるようにしたもの）の作成も依頼する.

血液検査と比較する項目もあるため，血液検査もなるべく同じタイミングで行う.

3）腹水の鑑別

① 門脈圧亢進性か否か

検査結果が得られたら，最初のステップとして血清腹水アルブミン勾配（serum-ascites albumin gradient：SAAG）を計算し，門脈圧亢進による腹水か，それ以外の原因（低アルブミン血症や腹膜疾患）での腹水かを鑑別する．SAAG≧1.1 g/dLは門脈圧亢進を示唆し，SAAG＜1.1 g/dLの場合には非門脈圧亢進性の腹水（低アルブミン血症，腹膜疾患）の可能性

が高い[3]．陽性尤度比 4.6（1.6～12.9），陰性尤度比 0.06（0.02～0.20）[4]．

- SAAG＝血清アルブミン値－腹水アルブミン値（g/dL）
- SAAG≧1.1 g/dL　門脈圧亢進性の腹水
- SAAG＜1.1 g/dL　門脈圧亢進以外の原因による腹水

胸水は"Lightの基準"で滲出性と漏出性に分けられるが，腹水も以前は蛋白の値によって滲出性・漏出性に分けて原因推定が行われていた（exudate-transudate concept）．しかし心不全のような通常漏出性と思われる原因で蛋白が高値であったり，腹膜炎のような滲出性と思われる原因で蛋白が低い場合があったりなど，腹水においては滲出性・漏出性に分類することが原因の推定にあまり役立たないことがわかってきた．

一方でSAAGはアルブミン投与や生理食塩水の負荷，利尿薬の影響を一切受けず一定の値をとり[5]，門脈圧亢進性腹水の推定において非常に信頼性が高いため，腹水に関しては滲出性・漏出性分類よりも，門脈圧亢進性・非亢進性分類を用いる方が原因推定に有効ということで使用されるようになった．

ただ実際には腹水貯留の原因には複数の病態が関連している場合があり，例えば肝硬変により高度な低アルブミン血症がある場合には門脈圧が亢進していてもSAAG＜1.1 g/dLとなることもある（例：血清アルブミンが1.1 g/dL未満のとき）．また，稀に門脈圧亢進とは機序が異なるが甲状腺機能低下症や尿腹水ではSAAG≧1.1 g/dLとなることがある[6]．

本患者はSAAG＝2.6－1.0＝1.6≧1.1 g/dLであり，門脈圧亢進による腹水が疑われる．

② 心原性か否か

また収縮性心膜炎や心不全によるうっ血肝などの心原性の腹水では門脈圧が亢進するためSAAG≧1.1 g/dLとなるが，腹水中蛋白≧2.5 g/dLとなることがわかっている[7]．心不全は臨床所見から鑑別できることが多いため，病歴聴取や身体所見をしっかり見直すのも重要である．

- SAAG≧1.1 g/dLのとき
- 腹水中蛋白≧2.5 g/dL：心原性腹水
- 腹水中蛋白＜2.5 g/dL：心原性以外の門脈圧亢進性の腹水

本患者は腹水中蛋白2.5 g/dLとちょうどカットオフ値なので微妙であり，再検が必要かもしれない．

③ 細胞数と細胞分画

次に細胞数と細胞分画を確認する．肝硬変の合併症である特発性細菌性腹膜炎（spontaneous bacterial peritonitis：SBP）を診断する場合には必須の項目である．

SBPは腹水多核白血球＞250/μL，ないしは腹水培養が陽性，で診断される．SBPになっても肝硬変による門脈圧亢進のためSAAGは≧1.1 g/dLで維持されることが多い．

本症例は多核白血球15/μLであり，現時点でSBPの存在は否定的である．

SBPの診断において，消化管穿孔などによる二次性腹膜炎の除外が必要になる場合，Runyon's criteriaを2つ以上満たせば診断できる．

< Runyon's criteria[8] >
- ① 腹水蛋白＞1g/dL
- ② 腹水糖＜50mg/dL
- ③ 腹水LDH＞血清LDHの正常上限値

そのほか，細胞分画において好中球優位の場合にはSBP・二次性腹膜炎・膵炎を，リンパ球優位の場合には結核・悪性腫瘍・クラミジア感染を，単球優位の場合にはリステリア感染を，好酸球優位の場合には好酸球性胃腸症・寄生虫疾患を疑う．

Column

参考症例：くり返す乳糜胸腹水で他院より紹介となった症例

70歳代女性．40年前に心房中隔欠損症に対して開胸手術を受けた．その後慢性心不全で近医に通院していた．当科初診の2年半前頃より下腿浮腫を自覚した．その後乳糜腹水，乳糜胸水が出現し，近医で精査されたが原因不明であり対症療法として数回のドレナージがなされた．しかしその後も胸腹水は再燃をくり返し，その都度近医でドレナージされていた．くり返す乳糜胸腹水の原因精査目的に当科に紹介となり，入院とした．

身体所見では頸静脈怒張，両背側下部にcoarse crackles，第2肋間胸骨左縁を最強点とする収縮期雑音があり，腹部膨満，高度な下腿浮腫を認めた．

腹水検査では乳糜腹水であり，蛋白0.7 g/dL，アルブミン0.2 g/dL（血清アルブミン1.1 g/dL），LDH 36 IU/L，T-Bil 0.1 mg/dL，トリグリセリド91 mg/dL，糖128 mg/dL，細胞数19/μL（リンパ球9/μL，多核白血球1/μL）．

心エコー検査では明らかなAsynergyはないもののEF 52 %程度と低下し，左房拡大，moderate MR，severe TRがあり，右房・右室の拡大がみられ，TR-PG 23 mmHg，RVSP 33 mmHgであった．

胸部X線では両側胸水貯留と心拡大を認め，腹部造影CTでは腹水貯留，肝辺縁の不整と肝萎縮を認め，門脈血栓は認めなかった．

SAAG 0.9＜1.1 g/dLではあったが，そもそも血清アルブミンは1.1 g/dLなのでSAAGは1.1 g/dL以上にはなりえず，血清蛋白5.3 g/dLと低蛋白のため，腹水蛋白も高くならないものと考え，身体所見，さらに心エコーで重度の三尖弁閉鎖不全症と右心系の拡大を認めたことから右心不全（収縮性心膜炎，三尖弁閉鎖不全症，肺高血圧）を疑った．また乳糜胸腹水であったことからリンパ還流異常も疑い精査を進めた．

肝臓の形態学的に肝硬変を疑う所見があったが肝炎ウイルスや自己抗体検査は陰性であり，アルコール摂取歴もなかった．三尖弁閉鎖不全症が重度であることから長期うっ血肝による肝硬変の可能性が高いと考えた．収縮性心膜炎，肺高血圧の精査目的に循環器内科で右心カテーテル検査を施行したがどちらも否定的な結果であった．

原発性のリンパ還流異常は他院で行われたリンパ管シンチグラフィの結果から否定的であった．

以上から乳糜胸腹水は重度の三尖弁閉鎖不全症に伴う右心不全が根本的な原因で，それにうっ血肝による肝硬変が併存していると診断した．右心不全による乳糜胸腹水は稀ではあるが報告があり[19]，機序は静脈圧上昇に伴うリンパ環流不全と考える．

SAAG＜1.1 g/dLで腹水中蛋白＜2.5 g/dLであったが，右心不全と肝硬変に高度低蛋白と低アルブミン血症が合併していたための結果と考えた．利尿薬の投与と脂肪制限食を継続し徐々に改善を認めたが，経過中完全房室ブロックを発症したためペースメーカー植え込み目的で循環器内科に転科し治療を引き継いだ．

乳糜腹水はトリグリセリドを多く含む白濁した腹水である．先天的なリンパ還流異常や，外傷，外科手術後，放射線療法，悪性腫瘍でリンパ管が損傷することで生じ，肝硬変や心不全，収縮性心膜炎などでも頻度は低いが生じうる[10)]．

症例の続き

後になって一般培養検査陰性，抗酸菌培養検査陰性と判明した．細胞診はClassⅢで核腫大を呈する異形細胞を少数認め，変性が加わっているが反応性中皮細胞の可能性を第一に考え再検を希望するとの結果であった．血清可溶性メソテリン関連ペプチド（soluble mesothelin related peptides：SMRP）は1.2 nmol/L（正常値1.5未満）であった．

解説

1）細胞診の概要

細胞診とはいろいろな検査材料（婦人科材料・腹水・胸水・尿・喀痰など）で異型（悪性）細胞がいないかどうかを確認する検査である．

<Class分類>

- ClassⅠ：異型細胞が認められない（正常）
- ClassⅡ：異型細胞が認められるが悪性の疑いはない（炎症など）
- ClassⅢ：異型細胞が認められるが悪性と断定できない
  - ClassⅢa：おそらく良性
  - ClassⅢb：悪性を疑う
- ClassⅣ：悪性の疑いが濃厚な異型細胞が認められる
- ClassⅤ：悪性と断定できる異型細胞が認められる

癌性腹膜炎の細胞診の感度は70％程度であり補助検査が必要である[11)]．また細胞診は初回陰性でも複数回提出することで感度が上昇し，セルブロックを作成することでも感度は上昇する．

2）反応性中皮細胞

反応性中皮細胞はしばしば体腔液中に現れ多彩な形態を示す．悪性中皮腫や腺癌細胞との鑑別が困難であり，抗体検査や免疫染色を行うことでさらに診断が深まる．悪性中皮腫は細胞診での診断率は高くなく，疑えば確定診断のため組織検査が必要となる．

SMRPは悪性中皮腫に対して感度19～68％，特異度88～100％であり，悪性中皮腫の診断の補助になる．

本症例ではその後に4回行った細胞診の結果はすべてClassⅠで，細胞数も少なかったためセルブロックの作成も困難であった．念のため測定したSMRPも上昇を認めなかった．

症例の続き

SAAG 1.6 g/dL ≧ 1.1 g/dLであり門脈圧亢進が疑われたため，病歴，身体所見を再度確認したが，飲酒歴や輸血歴なく，昔肥満であったという病歴もなかった．身体診察でもクモ状血管腫，手掌紅斑など肝硬変を示唆する身体所見は認めなかった．血液検査でも血小板はむしろやや高めで，HBs抗原陰性，HBc抗体陰性，HCV抗体陰性であった．

腹部エコー検査では肝臓には肝硬変の変化は認めなかったものの軽度脾腫があり，門脈逆流は認めず可視範囲で側副血行路もなかった．エコーによる肝硬度測定では肝繊維化による硬度上昇が疑われたが，肝表面に腹水があり参考所見となった．胸腹部造影CTでも肝臓に肝硬変を疑う変化はなく，門脈血栓やBudd-Chiari症候群を疑うような所見もなかった．自己免疫性肝炎や原発性胆汁性胆管炎の鑑別のため自己抗体を測定したが，抗核抗体40倍未満，抗ミトコンドリアM2抗体陰性であった．血清蛋白電気泳動ではβ-γブリッジングの所見を認めた（図1）．

解説

1）肝硬変の指標となる検査項目

病歴や身体所見，画像所見などで明らかな場合を除いて，肝硬変が存在するのかどうか，ということが微妙な場合がある．肝線維化のマーカーとしてヒアルロン酸，Ⅳ型コラーゲン，M2BPGi（**Mac-2 結合蛋白糖鎖修飾異性体**）などの検査項目があるが，肝硬変以外でも上昇することがあるため，特殊外注項目として測定した割に有用性はそれほどでもない．

Bonacini cirrhosis discriminant score（Bonacini CDS）はALT/AST ratio，血小板，PT-INRを指標にして肝硬変を推定するものである（**表**）[12]．

- Bonacini CDS ＞ 7：high probability
  感度0.39，特異度0.96，**陽性尤度比9.4（2.6～37）**，陰性尤度比0.65（0.44～0.82）
- Bonacini CDS ＜ 3：low probability
  感度0.90，特異度0.32，陽性尤度比1.4（1.2～1.6），**陰性尤度比0.30（0.18～0.50）**

項目名称	結果値 %	結果値 g/dL	コメント
総蛋白	—	6.4	—
アルブミン	30.7	2.00	—
α1グロブリン	4.8	0.30	—
α2グロブリン	6.7	0.40	—
β1グロブリン	4.0	0.30	—
β2グロブリン	8.0	0.50	B-γ ブリッジング
γ-グロブリン	45.8	2.90	M蛋白？

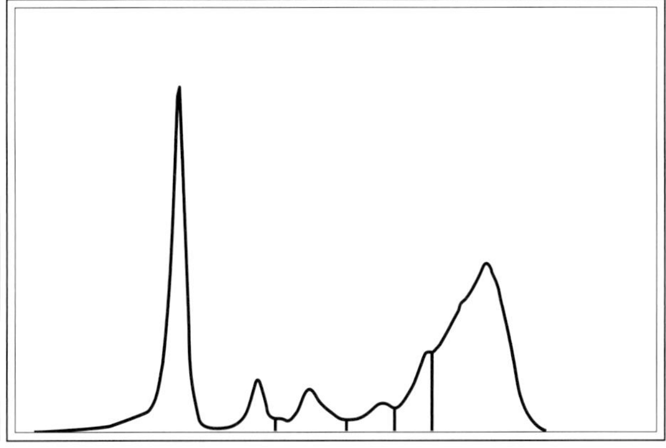

図1 本患者の蛋白分画（血清蛋白電気泳動）

表 Bonacini CDS

	0	1	2	3	4	5	6
PT-INR	＜1.1	1.1～1.4	＞1.4				
ALT/AST ratio	＞1.7	1.2～1.7	0.6～1.19	＜0.6			
血小板×1,000/μL	＞340	280～340	220～279	160～219	100～159	40～99	＜40

文献12より引用.

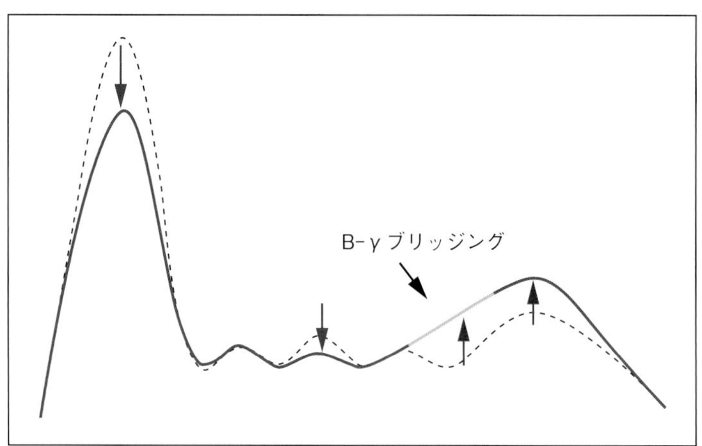

図2 慢性肝障害型の蛋白分画（蛋白電気泳動）
----：正常の蛋白分画．——：慢性肝障害患者の蛋白分画.

2）蛋白電気泳動

また，蛋白電気泳動でのβ-γブリッジングも肝硬変の存在を示唆する.

血清蛋白を電気泳動するとアルブミン，α1，α2，β，γの5分画に分離されるが，β分画までのほとんどの成分は肝臓で産生されており，β分画の一部とγ分画は免疫グロブリンから構成されている.

肝硬変などの慢性肝障害では，アルブミンなど肝臓で産生される蛋白成分は著明に減少するが，多クローン性にγグロブリンが増加し，β分画とγ分画の中間に存在するIgAも増加するため，β分画とγ分画は融合してスロープ状になる．これをβ-γブリッジングと呼ぶ（図2).

本患者では，Bonacini CDS 7点，蛋白電気泳動でβ-γブリッジングも認め，肝硬変を疑った．肝生検をして診断を深めたかったものの腹水貯留のため施行できなかった.

症例の続き

長期のRAの既往と軽度炎症反応上昇があることと，身体所見で頸静脈怒張を認めたことから収縮性心膜炎（constructive pericarditis：CP）の可能性も考えた．循環器内科にコンサルトを行い，右心心臓カテーテル検査を施行したがCPの所見は得られなかった.

門脈圧亢進性の腹水としては，臨床所見で肝硬変らしさに乏しく，心不全や収縮性心膜炎も否定的であることから，SAAGの結果には矛盾するが鑑別を非門脈圧亢進性（低アルブミン血症，腹膜疾患）のものまで広げることにした．

低アルブミン血症の原因として，尿タンパクは陰性であり，蛋白漏出性胃腸症などを示唆する所見もなかった．腹膜疾患として，癌性腹膜炎に関しては胸腹部造影CTで粗大な病変を認めず，前医で施行していた上下部消化管内視鏡検査でも悪性腫瘍を疑う所見は認めなかった．第9病日に婦人科にも紹介したが，診察，検査の結果，女性生殖器悪性腫瘍の可能性も否定的であった．

入院後スピロノラクトンを増量したが腹水は減少せず，第12病日には腹部膨満も強かったため再度腹水穿刺を施行．3,000 mL排液を行ったが，腹水は黄色透明でSAAG≧1.1 g/dLが持続していた．各種培養は陰性，細胞診はClass Ⅰであった．

ここまでの精査で腹水の原因がなかなかつかめず，蛋白分画検査で『M蛋白？』の所見があり，RAに対してメトトレキサートの投与を受けていたことや脾腫も認めることから，血液悪性腫瘍を鑑別にあげた．

第8回に続く…

今回のLearning Point

- 腹水を認めたら可能な限り腹水穿刺を行い各種検査を提出する
- SAAGを計算し門脈圧亢進性の腹水かどうかを確認する
- 腹水中の細胞数・細胞分画を確認し，SBPの可能性を検索する
- 門脈圧亢進をきたす疾患として心不全や収縮性心膜炎なども鑑別する
- 肝疾患，肝硬変を疑った場合にはBonacini CDSや血清蛋白電気泳動なども参考にする

引用文献

1）Grabau CM, et al：Performance standards for therapeutic abdominal paracentesis. Hepatology, 40：484-488, 2004（PMID：15368454）

2）Castellote J, et al：Comparison of two ascitic fluid culture methods in cirrhotic patients with spontaneous bacterial peritonitis. Am J Gastroenterol, 85：1605-1608, 1990（PMID：2252025）

3）Runyon BA, et al：The serum-ascites albumin gradient is superior to the exudate-transudate concept in the differential diagnosis of ascites. Ann Intern Med, 117：215-220, 1992（PMID：1616215）

4）Wong CL, et al：Does this patient have bacterial peritonitis or portal hypertension? How do I perform a paracentesis and analyze the results? JAMA, 299：1166-1178, 2008（PMID：18334692）

5）Mankin H & Lowell A：OSMOTIC FACTORS INFLUENCING THE FORMATION OF ASCITES IN PATIENTS WITH CIRRHOSIS OF THE LIVER. J Clin Invest, 27：145-153, 1948（PMID：16695525）

6）Wegdam JA, et al：[Ascites due to hypothyroidism]. Ned Tijdschr Geneeskd, 141：1741-1743, 1997（PMID：9545717）

7）Runyon BA：Cardiac ascites：a characterization. J Clin Gastroenterol, 10：410-412, 1988（PMID：3418089）

8）Akriviadis EA & Runyon BA：Utility of an algorithm in differentiating spontaneous from secondary bacterial peritonitis. Gastroenterology, 98：127-133, 1990（PMID：2293571）

9）Villena V, et al：Chylothorax and chylous ascites due to heart failure. Eur Respir J, 8：1235-1236, 1995（PMID：7589411）

10）Steinemann DC, et al：Atraumatic chylous ascites：systematic review on symptoms and causes. J Am Coll Surg, 212：899-905.e1, 2011（PMID：21398159）

11）Gerbes AL, et al：Ascitic fluid analysis for the differentiation of malignancy-related and nonmalignant ascites. Proposal of a diagnostic sequence. Cancer, 68：1808-1814, 1991（PMID：1913524）

12）Udell JA, et al：Does this patient with liver disease have cirrhosis? JAMA, 307：832-842, 2012（PMID：22357834）

◆ 参考文献・もっと学びたい人のために

1）「Hospitalist 2018年3号 特集：肝胆膵」（山口 裕，他/編），メディカル・サイエンス・インターナショナル，2018

下谷陽子
Yoko Shimotani
所属：福島県立医科大学 総合内科
専門：総合内科

画像診断ワンポイントレッスン Part 3

本コーナーでは画像診断のとっておきのポイントについて，放射線科の指導医と若手医師，そして初期研修医の３人によるカンファレンス形式で解説していきます．

第３回 すべてのレジデントが押さえておきたい造影剤の副作用対応 ～「A級保存版」として活用しよう！～

川上直樹，大石香奈，扇　和之

● カンファレンス

指導医：今回は画像診断そのものではないけれど，画像診断に必須の造影剤投与…そのときに起こった副作用の対応について勉強していきましょう．すべての研修医が知っておかなければいけない，とても重要な内容だよ．

研修医：はい．頑張ります．

蕁麻疹は「正攻法」で

若手放射線科医：それではまず，最も遭遇する頻度の高い「蕁麻疹」からいきましょう．蕁麻疹は造影剤の副作用に限らず，救急外来や日常の診療でもしょっちゅう遭遇しますね．

研修医：はい．蕁麻疹の対応なら知っています．まずは**抗ヒスタミン薬**（H_1およびH_2受容体拮抗薬）の静注ですね[1]．それに施設によってはステロイドの静注を追加する場合もあります．

若手放射線科医：その通りですね．H_1受容体拮抗薬の代表例であるd-クロルフェニラミン（ポララミン®）とH_2受容体拮抗薬の代表例であるファモチジン（ガスター®）を組み合わせるので臨床現場では「ガス・ポラ」とも呼ばれていますね．それぞれ１Aずつ（ガスター®は１A 20 mg，ポララミン®は１A 5 mg）静注しましょう．

　抗ヒスタミン薬が有効ではない場合はステロイド追加すると症状がおさまる場合があります．ヒドロコルチゾンリン酸エステルナトリウム（ハイドロコートン®）などを100～200 mg静注しましょう．

指導医：そうだね．ではもっと**重症の蕁麻疹**だったらどうすればいいかな？ 例えば右の眼瞼が目も開けにくいくらい腫れてきたら….

研修医：そのときはすでにアナフィラキシーとなっていることを想定して，**アドレナリン（ボスミン®）**を準備します．

指導医：そうだね．すぐにアドレナリンを投与できるように準備しよう．また単なる蕁麻疹というより「**顔面腫脹**」**といった状態になった場合も，アナフィラキシーに準ずる治療としてアドレナリン投与を考慮すべき**だね．アドレナリンの使用については，次の「アナフィラキシーとアドレナリンの筋注」の項で詳しく話していきましょう．

ワンポイント！ 造影剤による蕁麻疹の治療

- まずは抗ヒスタミン薬（H_1 および H_2 受容体拮抗薬）を静注
- 抗ヒスタミン薬の効き目が悪いときはステロイド静注を追加
- 重症の蕁麻疹ではアナフィラキシーに至っている可能性を想定して，アドレナリン（ボスミン®）を準備する

アナフィラキシーとアドレナリンの筋注

若手放射線科医：いま話題にあがった蕁麻疹に加えて，呼吸困難や血圧低下等の症状が一緒に出現したらアナフィラキシーを考えなければなりません．**アナフィラキシーになったらアドレナリンを筋注するのは常識**ですね．では，どこの部位にどのくらい筋注しますか？

研修医：**大腿の中央の高さで前外側，外側広筋のところに筋注**します（**図1**）．成人の場合，1回の使用量はアドレナリン1 A（1 mg）の約1/3の量である**0.3 mgを27 G針を使って筋注**します．

若手放射線科医：その通りですね．成人の場合，アドレナリンの1回使用量はガイドラインでは0.01 mg /kg（最大量：0.5 mg）とされていますが[2)]，混乱を避けるため**0.3 mgと投与量を固定して筋注**する施設が多いですね．また**同じ筋注でも，一般的によく行われる上腕の外側などでは血中濃度が最高濃度に達するまでに時間がかかるとされており，アナフィラキシーなど緊急を要する場合は大腿に筋注しなければいけません**．大腿中央の前外側に筋注すると**約7～8分で血中濃度が最高になる**といわれていますので，**「ラッキー7で効いてくる」**と覚えましょう．7～8分くらいで最高濃度に達するわけですから，**5分以上経っても効果に乏しいときは2回目の0.3 mg筋注を行います**．

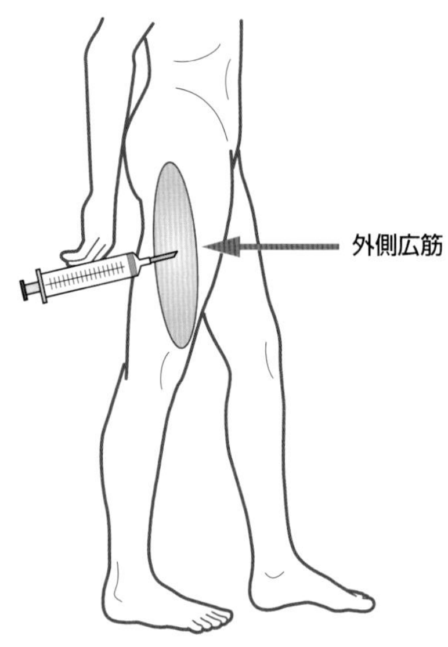

図1　アドレナリンは大腿の中央の高さで前外側，外側広筋のところに筋注！

ワンポイント！ アドレナリン（ボスミン®）の筋注

- 大腿の中央の高さで前外側，外側広筋のところに筋注する
- 1回の投与量は成人の場合，1 A（1 mg）の約1/3の量である0.3 mgで，27 G針を使用
- 血中濃度が約7～8分で最高になるので，5分以上経っても効果に乏しいときは2回目の0.3 mg筋注を行う

研修医：「緊急を要する」のであれば，7～8分くらいで最高濃度に達する筋注でなくて，静注では駄目なんですか？ その方がもっと早く効いてくると思いますけど….

若手放射線科医：実は静注という方法もあります．10倍希釈して1回投与量を0.3 mgでなく0.1 mgとする方法が代表例です．ただし**その方法だと「スイートスポットが狭い」**といわれているんです．

研修医：スイートスポットが狭い？

若手放射線科医：テニスラケットやゴルフクラブなどで，ボールをとらえたとき力を最も有効に加えることのできるポイントをスイートスポットといいます．転じて，ここでは薬剤の治療域，ということですね．静注は確かに血中濃度が迅速かつ確実に上がります．しかし「スイートスポットが狭い」ため，**投与量がちょっと足りないと効果が不十分になり，逆に投与量がちょっと多くなると不整脈や高血圧などの有害事象を起こすため危険なんです．筋注の方がスイートスポットが広い，つまり確実に効いてリスクも低い**んです．

研修医：なるほど．

指導医：ガイドラインでも「経静脈投与は心停止もしくは心停止に近い状態では必要であるが，それ以外では有害事象を起こす可能性があるので推奨されない」とされているね[2]．したがって，原則として大腿外側の筋注を推奨しているんだね．

アドレナリンの薬理作用

研修医：それにしてもアドレナリンってすごく効きますよね．どんなお薬なんですか？

若手放射線科医：それではアドレナリンの薬理作用を**図2**に示しましょう．

- α_1 **受容体刺激**：末梢血管収縮作用，気道粘膜の浮腫抑制
- β_1 **受容体刺激**：心筋収縮増強作用，心拍数増加
- β_2 **受容体刺激**：気管支拡張作用，ケミカルメディエーターの遊離を抑制

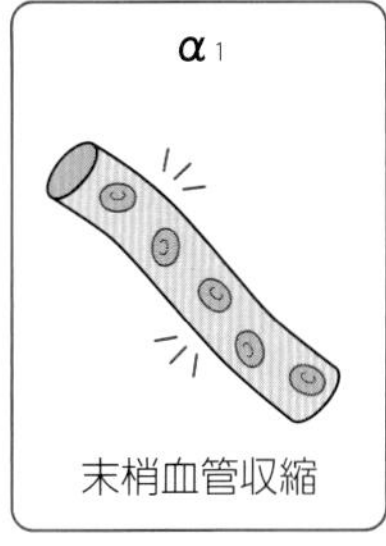

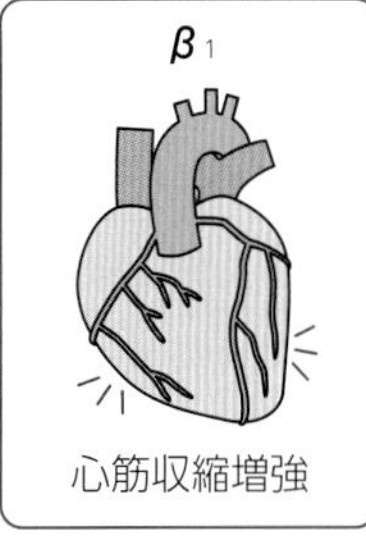

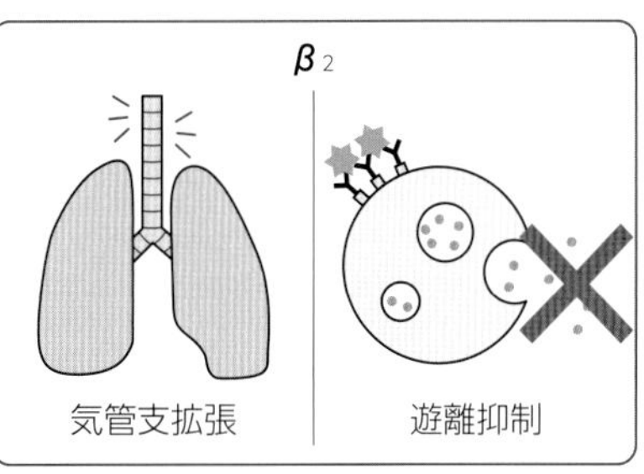

図2　アドレナリンの薬理作用
文献2を参考に作成．

研修医：ふ～ん．末梢血管の収縮作用や気道粘膜の浮腫抑制（α_1受容体刺激），心筋の収縮増強作用や心拍数増加（β_1受容体刺激），そして気管支拡張作用や遊離抑制（β_2受容体刺激）といろいろあるんですね．この最後の「遊離抑制」というのは…．

若手放射線科医：「ケミカルメディエーターの遊離抑制」ですね．ケミカルメディエーターとはヒスタミンやセロトニンといった，細胞から細胞への情報伝達に使用される化学物質のことです．ケミカルメディエーターの作用を**図3**に示します．

研修医：うわっ．ケミカルメディエーターでいろんなことが起こるんですね．

若手放射線科医：**図4**にアナフィラキシーの機序を示します．アナフィラキシーが生じるとこのような**複雑な機序を介して，最終的に血圧低下（アナフィラキシーショック）や喉頭浮腫が起きる**ことがわかります．

研修医：なるほど．**図3**のケミカルメディエーターの作用を見ながら，**図4**のアナフィラキシーの機序を眺めると，**ケミカルメディエーターの遊離を抑えることがアナフィラキシーの治療に有効**だということがよくわかりますね．だからアドレナリンがよく効くんだ．

若手放射線科医：その通りです．

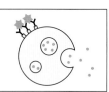

・細動脈・毛細血管の拡張
・血管の透過性亢進（血漿成分の血管外への漏出）
・気道や消化管の平滑筋収縮
・粘膜・腺の分泌亢進
・冠動脈攣縮，心筋陰性変力作用（心筋収縮力抑制）

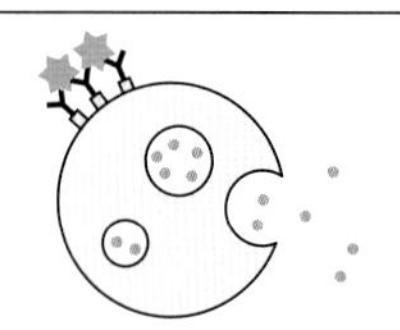

図3　ケミカルメディエーターの作用

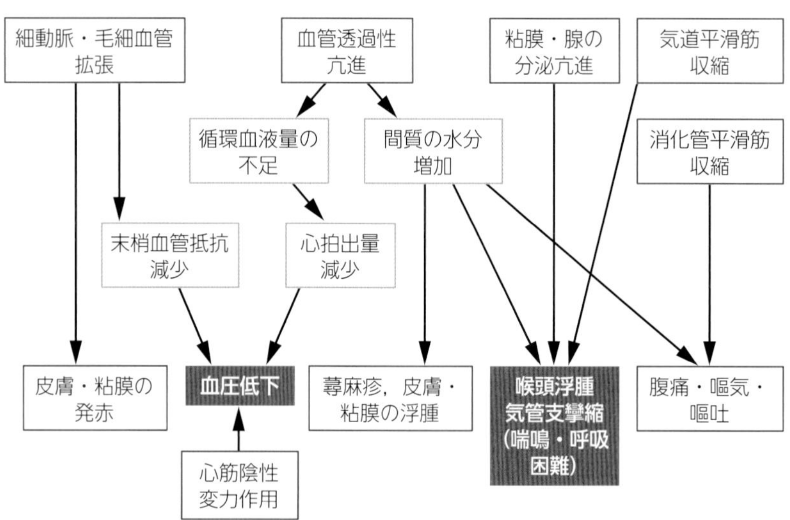

図4　アナフィラキシーの機序

造影剤の副作用の考え方 ～「アレルギー」と「化学毒性」～

指導医：造影剤の副作用は**アレルギー**によるものと，そうじゃないもの，すなわち**化学毒性**の2つに分類されるね．

研修医：化学毒性…なんか怖そうですが，それって何ですか？

若手放射線科医：「化学毒性」というと大げさに聞こえますが，**アレルギー以外の原因，すなわち造影剤がもっている本来の化学的性質（浸透圧，粘稠度など）によって体に影響を及ぼす場合**を化学毒性と呼んでいます．

指導医：**表**を見てみよう．造影剤の急性副作用はアレルギー反応と化学毒性反応の2つに大別されるよ．

研修医：すべてがアレルギー反応ではないんですね．造影検査で副作用が生じて具合が悪くなったら，「造影剤アレルギーあり」ってカルテに書いていました．

指導医：例えばダイナミックCT検査のときに100 mLのヨード造影剤をインジェクターで高速注入すると，被検者は体があったかくなるよね．

研修医：なりますね．

若手放射線科医：あったかくなるのはアレルギーではなく，造影剤の浸透圧が高いという本来の化学的作用によるもので，化学毒性に分類されます．浸透圧の高い液体が血管内に急速にたくさん入ってくることで，血管内の浸透圧をなるべく一定に保とうとして，血管が拡張するためだとされています．

研修医：それで熱感が出現するんですね．

若手放射線科医：熱感は**表**で軽度の化学毒性のところに分類されています．

研修医：「浸透圧の高い液体が血管内に急速にたくさん入ってくる」ことが原因なので，多くの量の造影剤を高速で注入するほど起こりやすいんですね．

若手放射線科医：その通りです．実はMRIのガドリニウム造影剤もCTのヨード造影剤と浸透圧はほとんど同じくらいなんですが，造影剤の使用量が少なく，またダイナミックCTほど高速に注入する機会も少ないため，熱感が出現しにくいとされているんです．

指導医：「造影剤を高速注入したときに体があったかくなって，その後でさらにムカムカすることがある」のも，この化学毒性として熱感に引き続き生じる嘔気・嘔吐ということだね．

研修医：なるほど．

表　造影剤の急性副作用

	アレルギー	Ring and Messmer分類	化学毒性
軽度	軽度の蕁麻疹 軽度の掻痒 紅斑	Grade1 Grade1 Grade1	嘔気/軽度の嘔吐 熱感/悪寒 不安 自然に消失する血管迷走神経反応
中等度	著明な蕁麻疹 軽度の気管支痙攣 顔面/喉頭浮腫	Grade1 Grade2 Grade2	血管迷走神経発作
重度	低血圧性ショック 呼吸停止 心停止	Grade3 Grade4 Grade4	不整脈 痙攣

文献3より引用．

◀ 嘔気・嘔吐はアレルギーのことも

指導医：ただし，嘔気・嘔吐はすべてが化学毒性というわけではないんだね．

研修医：といいますと？

若手放射線科医：**表**では嘔気・嘔吐は化学毒性のみに分類されていますが，実臨床ではアレルギーによって生じる嘔気・嘔吐もあるんです．

研修医：えっ，そうなんですか！ これはどう考えればいいんですか？ アレルギーかそうじゃないかで治療法が違うじゃないですか…．

若手放射線科医：**嘔気・嘔吐が発症するタイミングで判断する**といいです．

研修医：発症するタイミング？

若手放射線科医：造影剤を高速で注入している最中や，注入終了直後に生じた嘔気・嘔吐は「浸透圧の高い液体が血管内に急速にたくさん入ってくる」ことが原因で，化学毒性によるものと判断されます．

指導医：したがって，このときはアレルギーの治療は必要ない．

若手放射線科医：はい．膿盆を片手に持って，もう一方の手で被検者の背中をさすってあげて，「大丈夫ですか」と言いながら嘔気・嘔吐がおさまるのを待ちます．

指導医：ところが**時間が経ってから起こってくる嘔気・嘔吐…例えば造影CT検査が無事に終了し着替えも終わって，帰ろうとしたころに発生してくるような嘔気・嘔吐は消化管粘膜に対するアレルギー反応**だといわれています．

研修医：そういうときはアレルギーの治療が必要なんですね．

若手放射線科医：そうです．蕁麻疹の治療と同様に，H_1およびH_2受容体拮抗薬や必要に応じてステロイドを使います．

ワンポイント！ 造影剤による嘔気・嘔吐の対応

- 発症するタイミングで2種類に分けて考える
- 造影剤静注の最中や直後に生じた嘔気・嘔吐は「浸透圧に関連した化学毒性によるもの」と考え，経過観察のみ（薬剤治療は行わない）
- 造影剤投与から時間が経って生じた嘔気・嘔吐は「消化管粘膜に対するアレルギー」と考え，薬剤治療を考慮する

◀ β遮断薬とグルカゴン

指導医：これまで造影剤による血圧低下は，最も重要な「アナフィラキシーショックとそれに対するアドレナリン投与」について話してきました．今度はちょっと違った側面についてもディスカッションしていきましょう．

研修医：「違った側面」？

若手放射線科医：まずは，「アナフィラキシーショックなんだけれど，アドレナリンがあまり効かない」場合について考えていきましょう．

研修医：アドレナリンが効かない？ アナフィラキシーショックなのに…．なぜでしょうか？

指導医：アドレナリンの作用を阻害するような薬剤を投与されている場合が考えられるね．

若手放射線科医：図5を見てみましょう．**β遮断薬（降圧薬，抗不整脈薬，狭心症治療薬など）がすでに投与されている場合，アドレナリンが作用を発現するβ受容体がブロックされていて，アドレナリンの効果が発現しにくいん**です．

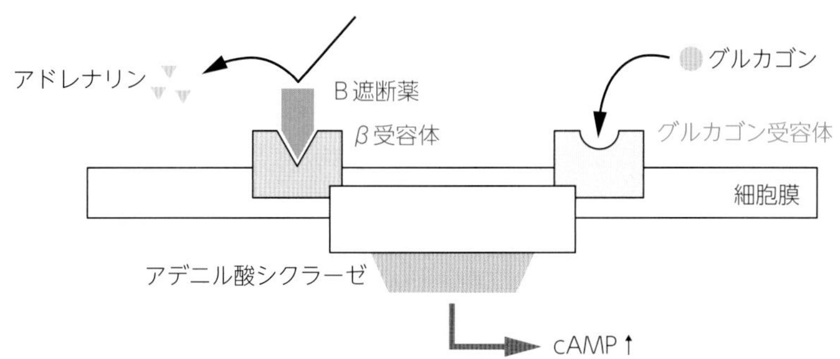
・β遮断薬を投与している場合にはアドレナリンの作用に拮抗し効果が減弱
・アドレナリンと異なった経路で類似の作用を有するグルカゴンを使用
アドレナリン
Β遮断薬
β受容体
グルカゴン
グルカゴン受容体
細胞膜
アデニル酸シクラーゼ
cAMP↑

図5　アドレナリンの作用を阻害する薬剤の投与

研修医：なるほど．

若手放射線科医：そういうときは**グルカゴンを静注**しましょう．ガイドラインや文献では，1～5 A（1～5 mg）を5分かけて緩徐に静注することを推奨しています[4, 5]．グルカゴンは**図5**に示すように，アドレナリンが作用するβ受容体ではなく，**グルカゴン受容体に作用してアドレナリン類似作用を発揮**します．

指導医：グルカゴンは昔から消化管のバリウム造影や内視鏡検査のときに，ブチルスコポラミン（ブスコパン®）が使えないときの消化管蠕動抑制薬として使用されているね．

若手放射線科医：ええ．でも消化管蠕動抑制のときには**筋注**で，今回のアドレナリンの代替薬として使用する場合は**静注**になります．

指導医：グルカゴンを静注する場合には注意が必要だね．

若手放射線科医：そうですね．血圧低下をきたすともいわれています．

研修医：実際の臨床場面では…アナフィラキシーショックになって，アドレナリン0.3 mgを1～2回筋注しても効かないときはグルカゴンを静注するという感じですか？

若手放射線科医：そうですね．なので「先にアドレナリンを投与している」という意味では，それがグルカゴンを静注する際の血圧低下の予防になっているともいえますね．

研修医：なるほど．

ワンポイント！　β遮断薬とグルカゴン

- β遮断薬がすでに投与されている場合は，アナフィラキシーショックになってもアドレナリンが効かないことがある
- β遮断薬が投与されていてアドレナリン0.3 mgを1～2回筋注しても効かない場合は，グルカゴンの静注を考慮する
- 可能な範囲でβ遮断薬の内服歴など確認することも重要

◀ショックのときは徐脈かどうかも確認しよう！

指導医：今度はもう1つの「違った側面」について話していきましょう．

研修医：もう1つの「違った側面」？

指導医：血圧が低下しているけれど，**徐脈**だったときは何を考えるかな？

研修医：あ，**血管迷走神経反射**だ！

若手放射線科医：ご名答！

研修医：でも，ショックなのに脈をとれますか？

若手放射線科医：脈をとりづらいときには聴診器で聴診しましょう．

指導医：血管迷走神経反射の場合は，治療はどうするかな？

研修医：そうですね〜．何もしなくても自然に戻るとは思いますが，**意識状態の悪化や血圧低下を伴う場合は症候性徐脈として対応し，薬剤を使う場合もある**と思います．まずは**硫酸アトロピン**ですね．

若手放射線科医：その通りです．「救急診療指針」では，症候性徐脈の第一選択として硫酸アトロピンの静脈内投与を推奨しており，「1 A（0.5 mg）を必要に応じて3〜5分ごとに反復し，最大3 mgを静注する」とされています[6]．ただし硫酸アトロピンは効きすぎると頻脈になって戻りにくくなることもあるため，われわれ放射線科医のように頻脈の対応に不慣れな医師しかいない場合は，救急のエキスパートを呼び，到着するまで，「1 Aを静注して様子をみる」といった慎重な対応も必要かと思われます．

指導医：副作用の対応に注意が必要な薬剤を使用する場合，「エキスパートがその場にいるかいないか」の状況によっても違うという意見だね．基本的にはガイドラインに準じて治療する方がよいけれど，使用が難しい薬剤の場合は「慎重さ」も要求されるかもしれないね．

研修医：なるほど．難しい問題ですね．

◀呼吸困難 〜SpO_2が明らかに下がってきた！〜

指導医：血圧低下以外に，生命のリスクがあり早急に対応しなければならない造影剤の副作用は何でしょう？

若手放射線科医：SpO_2が下がってくる病態です．

研修医：あ！ **喉頭浮腫**ですね．

若手放射線科医：喉頭浮腫の場合は急速に進行すると挿管もできなくなるので，注意が必要です．喉頭浮腫もアナフィラキシー反応の1つになります．

指導医：「喉がイガイガする」といった訴えや，「さっきまでと声が変わった」といった時点で疑い，早期発見に努めよう．

研修医：治療はどうするんですか？

若手放射線科医：**アナフィラキシーショックと同様にアドレナリンを0.3 mgずつ筋注**しましょう．そして**気道や循環動態の管理に長けた医師を早めに呼びましょう**．

指導医：造影剤の副作用でSpO_2が下がる原因はほかにもあるね．

若手放射線科医：はい．**気管支痙攣**（喘息様発作）と肺水腫があります．肺水腫はごく稀ですが，気管支痙攣は日常診療で副作用として遭遇する可能性があります．

研修医：気管支痙攣の治療はどうするんですか？

若手放射線科医：気管支痙攣も基本的には喉頭浮腫と同様にアドレナリンを使いますが，気管支喘息の吸入治療薬も加えてあげると有効なことがあります．

造影剤で生じる心臓や中枢神経への影響

指導医：さて，最後にやや珍しい副作用についてもとりあげていこう．まず造影剤の心臓への影響からいきましょうか．

若手放射線科医：はい．心臓への影響はいくつかありますが，まず**冠動脈の攣縮を起こすことがあり，アレルギー機序が推察されていてKounis症候群と呼ばれています**[7]．また造影剤は「イオン性」による化学毒性として心臓の刺激伝導系に作用して**不整脈**をきたすことがあります（**表**：化学毒性の重度の項目を参照）．さらに造影剤は心筋収縮に必要なカルシウムイオンと結合して，**心臓の収縮能を低下**させるともいわれています．

研修医：いろいろとあるんですね．

指導医：そういった心臓の症状が出現した場合は，病態が複雑なので循環器内科医に診療を依頼しよう．

若手放射線科医：次に中枢神経への影響です．**造影剤が血液脳関門を通過すると痙攣発作をきたす**といわれています．

研修医：造影剤って，血液脳関門を通過するんですか？

若手放射線科医：例えば「脳転移の検索」で造影の頭部MRIやCTを撮ることがありますよね．そういう**腫瘍や，あるいは炎症などほかの病態が脳にあると，血液脳関門が正常に機能しなくなって造影剤が通過する**といわれています．

研修医：なるほど．その痙攣発作の治療はどうするんですか？

若手放射線科医：痙攣がみられた際にはまず気道を確保し，酸素投与と静脈路を確保しましょう．また痙攣をすみやかに停止させることが重要であり，**ジアゼパム 1A（10 mg/2 mL）を静注**するのが一般的です．

研修医：わかりました．

指導医：今回は造影剤の副作用についてたくさん勉強しました．**素晴らしい画像診断を行うためには，造影剤の使用が必須**である状況も多いけれど，その**「造影剤の使用」で重大な事故を起こすことは是が非でも避けたい**ところだね．そのためにも**造影剤の副作用について正しく理解し，正しい治療や処置を迅速に行っていく**ようにしましょう．

研修医：はい，頑張ります．

引用文献

1）日本皮膚科学会蕁麻疹診療ガイドライン改定委員会：蕁麻疹診療ガイドライン 2018．日本皮膚科学会雑誌，128：2503-2624，2018
https://www.dermatol.or.jp/uploads/uploads/files/guideline/urticaria_GL2018.pdf

2）「アナフィラキシーガイドライン」（日本アレルギー学会／監），日本アレルギー学会，2014
https://anaphylaxis-guideline.jp/pdf/anaphylaxis_guideline.PDF

3）European Society of Urogenital Radiology：ESUR Guidelines on Contrast Agents 10.0. 2018
http://www.esur.org/fileadmin/content/2019/ESUR_Guidelines_10.0_Final_Version.pdf

4）Thomas M & Crawford I：Best evidence topic report. Glucagon infusion in refractory anaphylactic shock in patients on beta-blockers. Emerg Med J, 22：272-273, 2005（PMID：15788828）

5）Lieberman P, et al：The diagnosis and management of anaphylaxis practice parameter：2010 update. J Allergy Clin Immunol, 126：477-480, 2010（PMID：20692689）

6）舟崎俊一：徐脈・頻拍.「改訂第5版 救急診療指針」（日本救急医学会／監），pp51-55，へるす出版，2018

7）Abdelghany M, et al：Kounis syndrome：A review article on epidemiology, diagnostic findings, management and complications of allergic acute coronary syndrome. Int J Cardiol, 232：1-4, 2017（PMID：28153536）

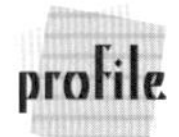

川上直樹（Naoki Kawakami）
日本赤十字社医療センター 放射線科
今年から心機一転，画像診断の世界に飛び込みました．諸先輩方に優しく指導いただき，毎日楽しく勉強させてもらっています．

大石香奈（Kana Ohishi）
日本赤十字社医療センター 放射線科
後期研修中には多くの造影剤の副作用を経験し，ヒヤリとすることもありました．この連載を通して造影剤の理解を深め，副作用への迅速な対応を身に付けていただけると幸いです．

扇　和之（Kazuyuki Ohgi）
日本赤十字社医療センター 放射線科
今回の原稿では救急科での3年間の後期研修を終えた川上先生にも執筆陣に入っていただき，元救急医と放射線科とのコラボレーションという「画像診断ワンポイントレッスン」初の「ハイブリッド原稿」となりました．

※本連載は隔月掲載です．

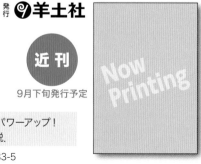

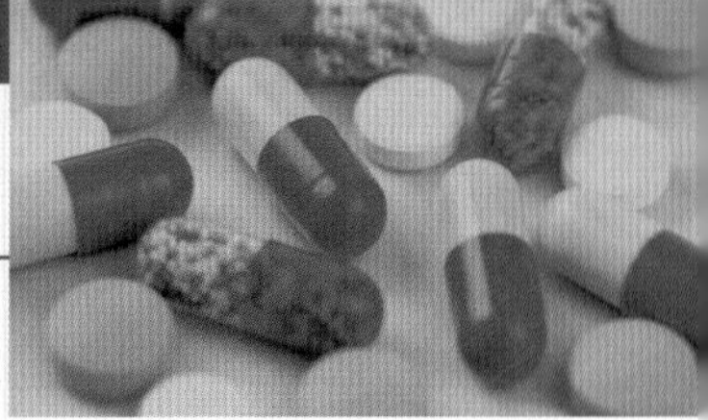

貧血治療薬の正しい使い方

萩原將太郎（東京女子医科大学 血液内科学講座）

◆薬の使い方のポイント・注意点◆

- 鉄欠乏性貧血治療の第1選択は経口鉄剤である．鉄過剰症を防ぐため漫然とした投与は厳禁である
- 悪性貧血では吸収の観点から通常は注射用ビタミンB_{12}製剤を用いる
- 腎性貧血に対してはESA製剤が適応になり，さまざまな半減期の薬剤を患者に合わせて選択する．投与中は適正なHb値になるよう血算・血清フェリチン値・TIBC・血清鉄のモニタリングを行う

1．はじめに

赤血球やヘモグロビンの減少によって血液の酸素運搬能が低下することを「貧血」といいます．原因はさまざまですが，大きく分けて4つあります．

① 出血による赤血球/ヘモグロビンの減少
② 自己免疫や播種性血管内凝固症候群（disseminated intravascular coagulation：DIC）・血栓性血小板減少性紫斑病（thrombotic thrombocytopenic purpura：TTP）などによる溶血性貧血
③ 鉄欠乏，ビタミンB_{12}欠乏，葉酸欠乏，ビタミンB_6欠乏，再生不良性貧血，骨髄異形成症候群などによる造血不全
④ 心不全，妊娠，大量輸液などによる希釈性貧血

また，貧血は，赤血球の大きさにより小球性，正球性，大球性の3つに分けることができます．今回は，小球性貧血の代表である鉄欠乏性貧血，正球性貧血である腎性貧血，そして大球性貧血をきたす悪性貧血の治療について解説します．

2．鉄欠乏性貧血

1）薬の使い方のポイント・注意点

鉄欠乏性貧血の治療には，鉄剤を使います．

第1選択は経口鉄剤です．急速に鉄欠乏を補正したい場合や，消化器症状などにより経口鉄剤が使えない場合には第2選択として静注鉄剤を使います．どちらも鉄過剰症にならないように漫然とした投与を続けることは厳禁です．

2）病態，薬の作用機序

鉄は**図1**のような経路で代謝されます．鉄欠乏性貧血の原因としては，鉄の喪失と鉄吸収不良の2つがあり，それぞれ**表**のような病態が考えられます[1～5]．

3）薬の種類

鉄剤には経口鉄剤と静注鉄剤があります[2]．

❶ 経口鉄剤
- 徐放鉄剤：フマル酸第一鉄（フェルム®），乾燥硫酸鉄（フェロ・グラデュメット®）
- 非徐放鉄剤：クエン酸第一鉄Na（フェロミア®），溶性ピロリン酸第二鉄（インクレミン®シロップ）

❷ 静注鉄剤
- 含糖硫化鉄（フェジン®）

4）薬の選び方・使い方（実際の処方例）

❶ 経口鉄剤の選び方

非徐放鉄剤は吸収が早い反面，胃腸障害が出やすいという欠点があります．しかし，胃酸が少なくても吸収可能であり，胃切除後の患者でも投与可能です．徐放鉄剤はゆっくり鉄が放出される設計になっているため胃腸障害が出にくいのですが，胃酸が十分にな

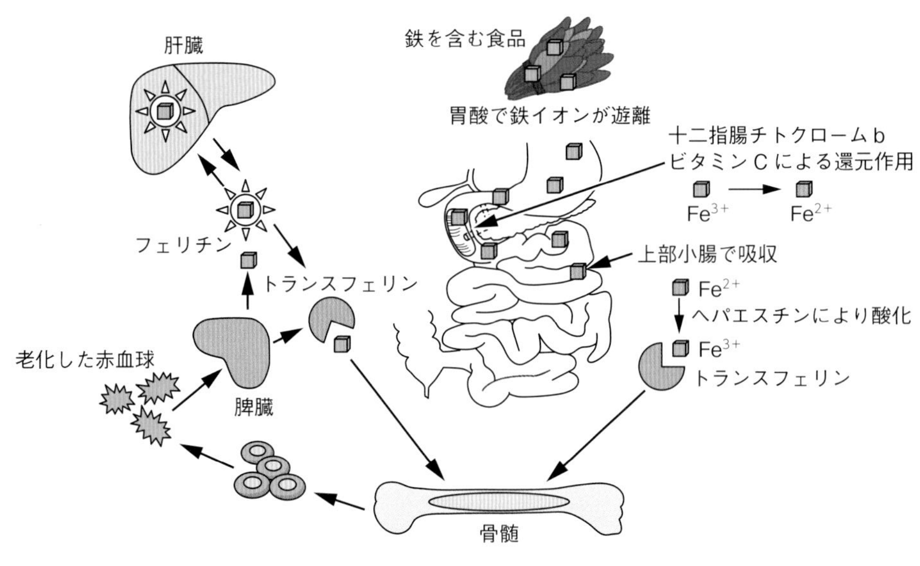

図1　鉄代謝
文献2より転載.

表　鉄欠乏性貧血の原因

鉄の喪失	月経，子宮筋腫，子宮がん，胃がん，大腸がん，痔，胃潰瘍，医療機関での採血，透析ダイアライザ残血など
鉄吸収不良	胃切除，無酸症，萎縮性胃炎（ピロリ菌感染症），菜食主義，プロトンポンプ阻害薬・H_2受容体拮抗薬などの薬剤性鉄吸収障害

文献2～5を参考に作成.

い場合は，吸収が遅いことが知られています．インクレミン®シロップはシロップの非徐放鉄剤ですが比較的消化器症状が少ないことが知られています[2]．

【処方例】

・フェロミア®錠（50 mg）
　1回100 mg 1日1回 朝食後，あるいは
　1回50 mg 1日2回 朝夕，朝昼食後　など
・フェルム®カプセル（100 mg）
　1回100 mg 1日1回 朝食後 など

❷ 静注鉄剤の考え方

静注鉄剤は，確実に鉄を補充することができる薬剤ですが，稀にショックを引き起こすことと，長期投与によって鉄過剰症をきたすことがあります．よって，経口鉄剤が服用できない場合や急速な鉄補充が必要な場合に限るべきです[1, 2]．

やむをえず静注鉄剤を使用する場合には，目標投与量を決めて，血清フェリチンを必ずモニターする必要があります．また，溶解液は10～20％ブドウ糖液を使用します．生理食塩水で希釈すると鉄コロイドを不安定にするため遊離鉄イオンが増加し副作用の原因となります[2]．

【処方例】

患者のHb値Xg/dLと体重kgより投与量を算定する.
Hb 8 g/dL，体重60 kgの場合
目標投与量（mg）＝〔2.72 ×（16−X）＋ 17〕× 体重kg（中尾の式），
　X＝8 g/dLを代入すると目標投与量は2,325.6 mg
　・フェジン®（1A＝40 mg）2A＋10％ブドウ糖20 mLを2分以上かけて緩徐に静注
　　週1～7回　計29回　適宜投与間隔を調整

経口でも静注でも血清フェリチンは100～500 ng/mL（慢性腎臓病患者では300 ng/mL以下）にコントロールします．

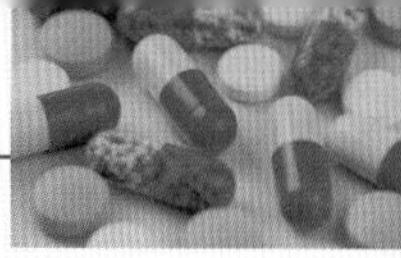

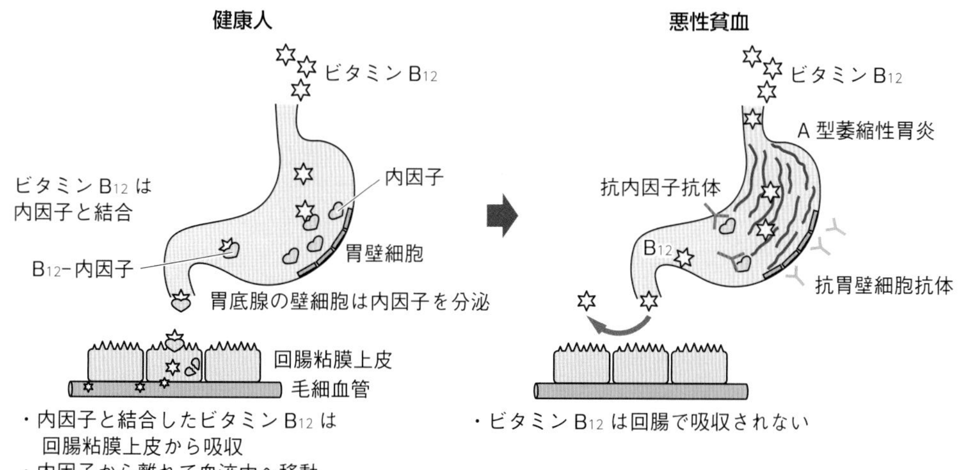

図2　ビタミンB12の吸収と悪性貧血のメカニズム
文献2より転載.

3．悪性貧血

1）薬の使い方のポイント・注意点

悪性貧血では，胃壁細胞の産生する内因子が著明に減少しているため，経口ビタミンB12製剤は吸収が悪く，通常は注射用ビタミンB12製剤を用います[6].

2）病態，薬の作用機序

悪性貧血は，自己免疫による萎縮性胃炎，および内因子や胃壁細胞に対する自己抗体によって胃から分泌される内因子が減少するために起きる貧血です．ビタミンB12は通常内因子と結合して回腸粘膜上皮から体内へ吸収されますが，悪性貧血では内因子が著明に減少するためにビタミンB12の吸収が妨げられます（**図2**）[2, 6].

3）薬の種類

メコバラミン注射液（メチコバール®，メコバラミン），ヒドロキソコバラミン注射液（フレスミン®S，マスブロン®），シアノコバラミン注射液（シアノコバラミン，ビタミンB12注）の3種類があります．各薬剤は，筋注または静注にて投与します．シアノコバラミンは皮下注も可能です[2].

4）薬の選び方・使い方（実際の処方例）

悪性貧血では，最初の1～2カ月間で初期治療を行い，その後は維持療法を続けます[2].

【処方例】

メコバラミンあるいはシアノコバラミン，ヒドロキソコバラミン注射液500～1,000 μg
筋注または静注（シアノコバラミンは皮下注も可），週3回5～6週間投与
以後は，維持療法として，500～1,000 μgを3カ月ごとに投与

4．腎性貧血

1）薬の使い方のポイント・注意点

腎性貧血に対しては，エリスロポエチン製剤（以下ESA製剤）が適応になります．しかし，ESA製剤に低反応の場合があり，ESA低反応性貧血と呼ばれます．原因はさまざまですが，背景に鉄欠乏や悪性腫瘍，慢性疾患に伴う貧血，高度の副甲状腺機能亢進症，亜鉛欠乏，抗エリスロポエチン抗体の出現などがあります[2, 7, 8].

2）病態，薬の作用機序[2]

慢性腎臓病では，腎からのエリスロポエチン産生が低下するため，腎性貧血をきたします．

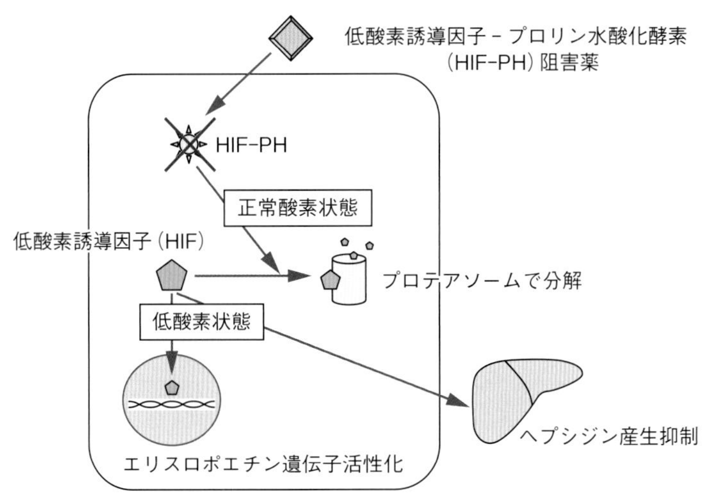

図3　HIF-PH阻害薬の作用機序
文献2より転載.

ESA製剤は，さまざまな半減期のものが開発されており，個々の患者に合わせて使用します.

また，2019年11月に透析施行中の腎性貧血に対する低酸素誘導因子－プロリン水酸化酵素（HIF-PH）阻害薬ロキサデュスタット（エベレンゾ®錠）が発売されました. この薬剤は低酸素誘導因子（hypoxia inducible factor：HIF）の分解を阻害して，エリスロポエチン遺伝子の活性化，ヘプシジン産生の抑制などの機序によって赤血球造血を活性化します（**図3**）.

3）薬の種類

❶ ESA製剤

・エポエチン　アルファ：**エスポー®**
　半減期6～7.5時間
・エポエチン　ベータ：**エポジン®**
　半減期18～31時間
・エポエチン　ベータペゴル：**ミルセラ®**
　半減期168～217時間
・ダルベポエチン　アルファ：**ネスプ®**
　半減期27～66時間（皮下注），7～35時間（静注）

❷ HIF-PH阻害薬

ロキサデュスタット（**エベレンゾ®錠**）

4）薬の選び方・使い方（実際の処方例）

ESA製剤により腎性貧血も改善できるようになりましたが，Hb 13 g/dLを超えると心血管系イベントの発症リスクを増大させる危険があります. また，腎性貧血に鉄欠乏が合併することがあるため必要に応じて鉄剤投与も考慮します.

ESA製剤投与前および投与中は血算，血清フェリチン値，TIBC，血清鉄をモニタリングして適正なHb値になるように調整します.

腎性貧血の治療アルゴリズムを**図4**に示します[7].

【処方例】

保存期CKD患者　Hb 9g/dLの場合
初回用量：**ミルセラ®** 25 μg 2週ごと1回皮下注あるいは静注
　ネスプ® 30 μg 2週ごと1回皮下注あるいは静注
維持用量：**ミルセラ®** 25～250 μg 4週ごと1回皮下注あるいは静注
　ネスプ® 30～120 μg 2週ごと1回皮下注あるいは静注. 2週に1回投与で貧血改善が維持されている場合には1回投与量の2倍を4週ごと（60～180 μg）1回皮下注あるいは静注

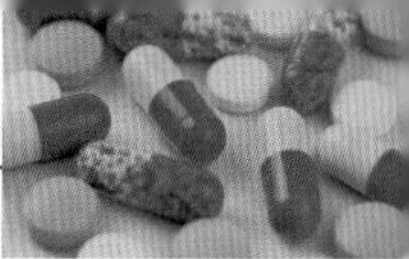

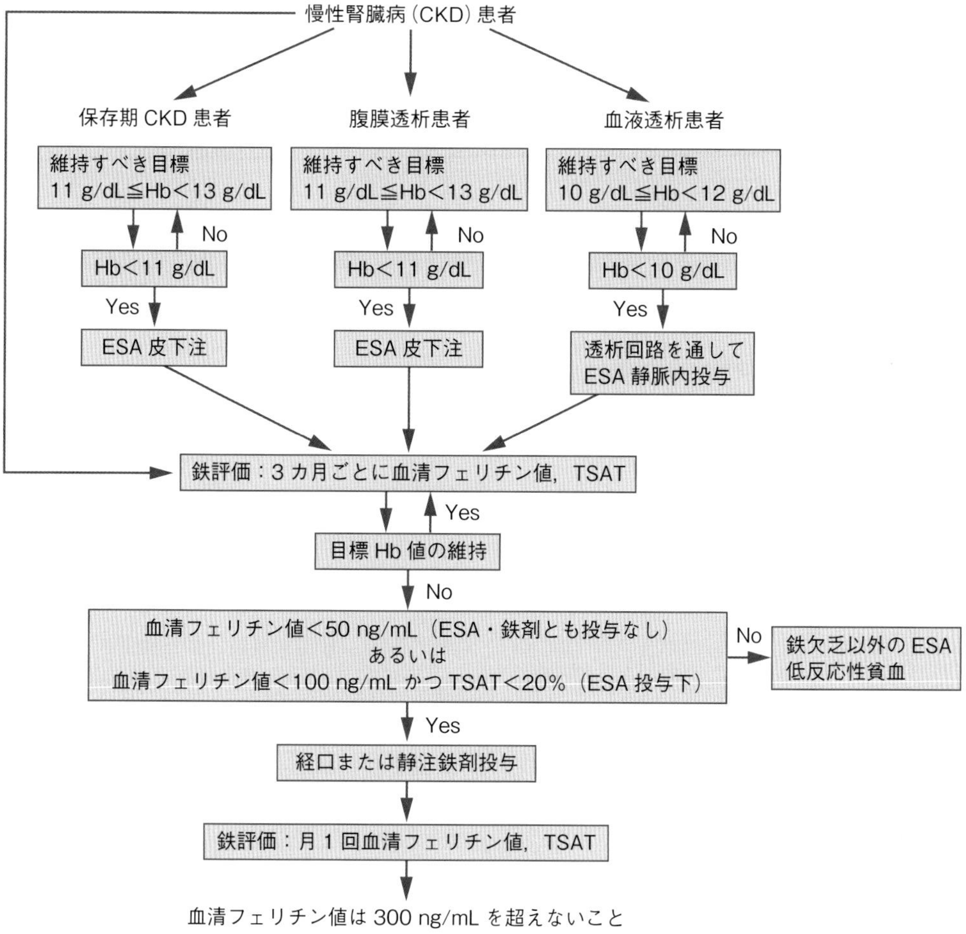

慢性腎臓病（CKD）患者

保存期 CKD 患者
維持すべき目標
11 g/dL≦Hb＜13 g/dL
No
Hb＜11 g/dL
Yes
ESA 皮下注

腹膜透析患者
維持すべき目標
11 g/dL≦Hb＜13 g/dL
No
Hb＜11 g/dL
Yes
ESA 皮下注

血液透析患者
維持すべき目標
10 g/dL≦Hb＜12 g/dL
No
Hb＜10 g/dL
Yes
透析回路を通して
ESA 静脈内投与

鉄評価：3カ月ごとに血清フェリチン値，TSAT
Yes
目標 Hb 値の維持
No
血清フェリチン値＜50 ng/mL（ESA・鉄剤とも投与なし）
あるいは
血清フェリチン値＜100 ng/mL かつ TSAT＜20%（ESA 投与下）
No
鉄欠乏以外の ESA
低反応性貧血
Yes
経口または静注鉄剤投与
鉄評価：月1回血清フェリチン値，TSAT
血清フェリチン値は 300 ng/mL を超えないこと

図4　慢性腎臓病患者における貧血マネジメント
文献7より作図して転載.

引用文献

1) 「よくわかる血液内科」（萩原將太郎/著），医学書院，2018
2) 「やさしくわかる貧血の診かた」（萩原將太郎/編著），金芳堂，2020
3) Ghaffari S & Pourafkari L：Koilonychia in Iron-Deficiency Anemia. N Engl J Med, 379：e13, 2018（PMID：30157401）
4) Fawcett RS, et al：Nail abnormalities：clues to systemic disease. Am Fam Physician, 69：1417-1424, 2004（PMID：15053406）
5) Peyrin-Biroulet L, et al：Guidelines on the diagnosis and treatment of iron deficiency across indications：a systematic review. Am J Clin Nutr, 102：1585-1594, 2015（PMID：26561626）
6) Green R：Vitamin B12 deficiency from the perspective of a practicing hematologist. Blood, 129：2603-2611, 2017（PMID：28360040）
7) 日本透析医学会：2015年版日本透析医学会慢性腎臓病患者における腎性貧血治療のガイドライン．日本透析医学会雑誌，49：89-158，2016
8) 原 章規，和田隆志：ESA低反応性貧血．臨床化学，45：110-116，2016

【著者プロフィール】
萩原將太郎（Shotaro Hagiwara）
東京女子医科大学 血液内科学講座 講師
専門：臨床血液内科学，多発性骨髄腫，HIV関連血液腫瘍，造血幹細胞移植

新連載

栄養剤からアプローチ

栄養管理のきほん

栗山とよ子（福井県立病院 内科主任医長・NST委員長）

第1回 食べられるけど病院食では足りない…そんなときどうする？

経口栄養補助食品を積極的に利用しよう

連載にあたって

病院食も経腸栄養も静脈栄養も，入院患者さんの栄養管理方法を決めるのは医師です．また医師は薬剤や輸液の処方だけではなく，食事の種類，経腸栄養剤，栄養輸液についても選んだり，指示を出したりします．そして，看護師をはじめとするメディカルスタッフは，医師がこれらを正確に理解して，適切に選択していると信じています．しかし残念ながら，医師の多くは学生時代に栄養管理方法について系統的に学ぶ機会を与えられておらず，自己流あるいは先輩医師のやり方に倣っているのが現状です．多少ずれた栄養管理をしていてもその影響が現れるのには時間がかかりますし，また異常があったとしても原因が栄養管理方法だとは気づかずに，患者さんに負担を強いているかもしれません．

そこで，本連載では研修医の皆さんに医師として理解していてほしい**基本的な栄養管理方法**を6回にわたって解説しようと思います．実践での具体的な栄養剤の使い方を通して，2年目の研修医O医師の疑問にNST ChairmanのK医師が答える形で時々寄り道をしながら進めていきます．第1回は，食事の不足分を補う**経口栄養補助食品**（oral nutrition supplementation：ONS）について学んでいきましょう．

術後食事が進まなくて体重が減少中…

O医師：K先生，大腿骨頸部骨折で入院している患者さんなのですが，術後食事が進まなくて….リハビリもしているのに，半分くらいしか食べてくれません．体重も減っています．どうしたらよいでしょうか．

K医師：それは困りましたね．食事は何を出しているのですか？

O医師：えーと….きざみ菜食・全粥（全量で1,400 kcal，たんぱく質62 g）です．

K医師：ということは700 kcalくらいしか食べられていないということですね．年齢や体格など，もう少し詳しく教えてくれますか？ 基礎疾患，認知機能はどうですか？ 消化管症状はありますか？

O医師：80歳の男性で，身長165 cm，体重50 kgです．入院から4週間で体重が3 kg減っています．特に基礎疾患はなく，年相応の物忘れはあるようですが，認知機能の低下はなさそうです．下痢や吐き気などの消化器症状もありません．とにかく食欲がないと話されています．

K医師：嚥下機能はどうですか？

O医師：ST（言語聴覚士）さんの評価では，問題ないようです．

患者さんそれぞれに必要な栄養量を考えよう

K医師：ではまず，この患者さんに必要な栄養量を考えてみましょう．

O医師：え？ 患者さんそれぞれに必要な栄養量を計算するんですか？

K医師：そうですよ．病院で出される普通食は，厚生労働省が定期的に策定している『日本人の食事摂取基準』をもとに献立を作成しています．これは，標準体格の健康な人が健康を維持するために摂取すべき目安量です．だけど入院患者さんは年齢も体格も病態もそれぞれ違うでしょう？ しかも高齢になるほど個人差が大きくなりますよね．

O医師：そういわれればそうですね．具体的にはどうやって求めるのですか？

K医師：基本的に，まず総エネルギー消費量（total energy expenditure：TEE）を求めます．TEEは以下のように求めます．

TEE＝BEE×AF×SF
BEE（basal energy expenditure：基礎エネルギー消費量），AF（active factor：活動係数），
SF（stress factor：ストレス係数）

このうちBEEは，Harris-Benedictの式（H-B式，図1）か，年代別のBEE基準値（表1）を

・**男性**
BEE＝66.4730＋13.7516×体重（kg）
＋5.0033×身長（cm）－6.7550×年齢（歳）
・**女性**
BEE＝655.0955＋9.5634×体重（kg）
＋1.8496×身長（cm）－4.6756×年齢（歳）

図1 Harris-Benedictの式

表1 基礎代謝量

年齢（歳）	男性		女性	
	BEE基準値（kcal/kg/日）	参照体重（kg）	BEE基準値（kcal/kg/日）	参照体重（kg）
18～29	23.7	64.5	22.1	50.3
30～49	22.5	68.1	21.9	53.0
50～64	21.8	68.0	20.7	53.8
65～74	21.6	65.0	20.7	52.1
75以上	21.5	59.6	20.7	48.8

文献1をもとに作成．

表2 活動係数（AF）とストレス係数（SF）

活動係数（AF）	値	ストレス係数（SF）	値
a）ベッド上安静	1.2	a）低～中等度手術	1.20
b）ベッド外活動あり	1.3	b）骨格の外傷	1.35
		c）重症敗血症	1.60
		d）重症熱傷	2.10

文献2より引用．

使って算出します．H-B式を使ったBEEは，高齢者の場合では高く見積もられやすいため，私たちは70歳以上の患者さんではAFの値をそれぞれ0.1差し引いています（**表2**）．SFは，原著論文で記載されているのは4段階だけです．これ以外の病態については代謝亢進の程度によって，1.0～2.0の範囲で調整します．今回の患者さんはリハビリ中ですからAFは1.3，術後4週間が経過していて特に代謝を亢進させるような合併症や発熱などの症状はなさそうなのでSFは1.2でよいと思います．

O医師：わかりました．ちなみにBEEを計算するときの体重は，現体重と理想体重（ideal body weight：IBW）のどちらを使いますか？

K医師：2つのうち軽い方です．この患者さんのIBWは59.9 kg［身長（m）^{2} × 22］なので現体重の50 kgを使います．ですが，短期間で急激に体重が減少した場合やるい痩が激しい場合は，段階的に目標体重で出した必要量まで増やして，栄養状態の改善を図ります．

O医師：そうすると，BEE基準値は21.5 kcal/kg/日だから1,075 kcal/日（H-B式を使うと1,039 kcal/日），TEEは1,075 × 1.3 × 1.0で約1,400 kcal/日ですね．きざみ菜食・全粥が全量で1,400 kcalに設定されていた理由がわかりました！

K医師：ただH-B式やBEE基準値を完璧に覚えておくのは無理なので，まずは**代謝亢進の程度に応じて25～30 kcal/kgをTEEとして開始して**，あとはモニタリングしながら調整しても問題はないです．

O医師：そう考えると楽です．この患者さんでは1,250～1,500 kcal/日ですね．

活動状況にかかわらずエネルギーは必要！

O医師：もし寝たきりだったらTEEはずっと少なくてもよいですか？

K医師：よい質問ですね．寝たきりでも恒常性を維持するための生命活動は続くでしょう？だから最低でも安静時エネルギー消費量（rest energy expenditure：REE）相当の熱量を摂取/投与しないと，足りない分は体組成を消耗することになります．つまり，貯蔵脂肪や筋タンパク質をアセチルCoAや糖に変換してATP産生の材料を賄うというわけです．この患者さんは毎日700 kcal分の身を削っていたことになるので，4週間で約20,000 kcal．7,000 kcalの消耗で体重がおよそ1 kg減少するので，3 kg減ったのは当然ですね．

O医師：なるほど．寝ているだけなら数百カロリーしか消費されないと思っていました．REEはどう見積もればよいですか？

K医師：**BEE × 1.1～1.2程度**と考えればよいですよ．

O医師：食事がとれないという理由で，身体が日々消耗されていることを想像すると怖いですね．急に心配になってきました…．それぞれの栄養素の必要量はどう考えればよいですか？

K医師：TEEをたんぱく質→脂質→糖質の順番で3大栄養素に分配します．基本的には，たんぱく質は1.0～1.2 g/kg，脂質はTEEの20～30％，残りを糖質に分配します．もちろん疾患によっては調整が必要です．

O医師：そうすると，この患者さんの場合はたんぱく質55 g（1.1 g/kg），脂質45 g（TEEの25％），糖質250 gでしょうか．

K医師：それでよいと思います．ただしこれはあくまでも目安です．**定期的に体重や血清Alb値などをモニタリングして，必要に応じて適宜調整すること**が大切です．

ONSを使ってみよう

O医師：ここまで細かく栄養管理について考えたことはありませんでした．…不足分はどんな方法で増やせばよいでしょうか．

K医師：摂食嚥下機能が保たれていて消化管症状もないのなら，摂食量を増やす工夫をしましょう．きざんだ食事やお粥が嫌なのかもしれないし，まずは嗜好を聞きとるべきですね．そして食べられる量に減らして栄養補助食を併用すれば，少量で効率よく栄養補充できますよ．

O医師：確かに．食欲がないところに食べきれない量の食事を出されたら，見ただけで食欲がなくなりますね．今まで食事の種類や量などは気にも留めてませんでした．管理栄養士さんに相談して変更します．

K医師：今回はまず完食できそうな800～1,000 kcalくらいに減量して，食べられるようになったら段階的に増やせばよいと思います．

O医師：経口で摂取する栄養補助食にはどんなものがありますか？

K医師：液体，半固形（ゼリー），固形（ブロック）のものがあります．栄養成分で区別すると全栄養素をバランスよく含むもの，たんぱく質を強化したもの，微量栄養素（ビタミン，ミネラル）を主としたもの，一部の栄養素を特に増量したものなどがありますね（**図2**）．

O医師：想像していた以上にいろいろあるのですね．この患者さんには何がよいですか？

K医師：食事の半分に相当する栄養を補うのが目的なので，全栄養素を含むタイプが適していると思います．私がよく使うのは200 kcal/125 mLの液体栄養剤です．複数の味がありますから，ある程度患者さんの好みにも合わせられますよ．「一度に飲めなければ，ちょこちょこお茶代わりに飲んでください」と伝えると受け入れてくれることが多いです．

O医師：125 mLで200 kcalとれるのはよいですね．しかも全栄養素が入っているなら，点滴よりも効果がありそうです．

K医師：そうですね．500 mLの末梢栄養輸液を長い時間かけて点滴するより，費用対効果は高いといえます．

O医師：でも，本当に飲んでくれるでしょうか．ONSっておいしくないイメージがありますが．

K医師：最近はずいぶん味が改良されていて，おいしいですよ．とはいっても栄養価を優先しているので嗜好品のようにはいきません．また糖質はデキストリンの形で含まれるので，概して甘いですが，それが苦手な患者さんには甘みを抑えた商品もあります．大事なことは，提供す

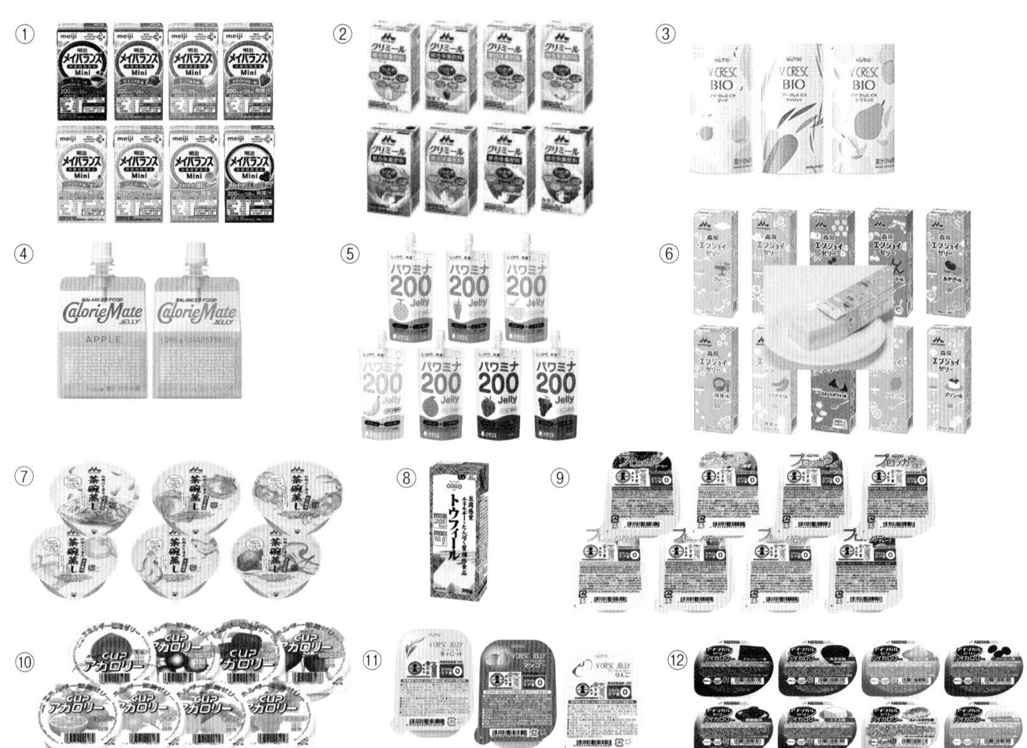

形状	商品名	kcal/mL (g)	たんぱく質 (g)	脂質 (g)	炭水化物 (g)	特徴
液体	① メイバランスMini	200/125	7.5	5.6	31.8	5大栄養素をバランスよく配合
	② エンジョイクリミール	200/125	7.5	6.7	29.3	
	③ ブイ・クレスBIO	90/125	0.3	0	22.3～23	12種類のビタミン，鉄，亜鉛，セレンを強化
ゼリー	④ カロリーメイトゼリー	200/215	8.2	4.4	33.2	5大栄養素配合
	⑤ パワミナ	200/120	6	5.5	33	微量栄養素は含まない
	⑥ エンジョイゼリー	300/220	11.2	8.4	45.5	5大栄養素配合
	⑦ 和風だし香る茶碗蒸し	100/80	5	3.3	12.6	5大栄養素配合
	⑧ トウフィール	205/205	10.5	12.7	13.1	微量栄養素は一部のみ
	⑨ プロッカZn	80/77	6.2	0	13.8	たんぱく質，亜鉛，Ca補充
	⑩ カップアガロリー	150/83	0	0	37.5	糖質，Caのみ
	⑪ ブイ・クレスゼリー	57/74～75	0.5～1.0	0	13.5～14.1	11種類のビタミン，鉄，亜鉛，セレンを強化
	⑫ アイソカルゼリー ハイカロリー	150/66	3	7.9	16.8	微量栄養素は含まない 高エネルギー密度

図2 ONSとして利用する栄養補助食の例
福井県立病院採用品.

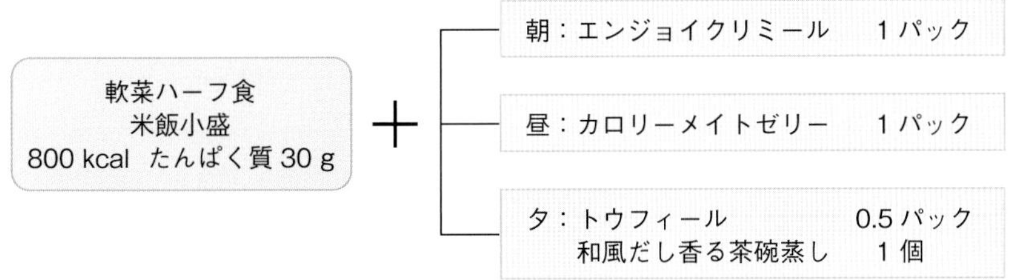

＊全量摂取できれば… 熱量 1,403 kcal たんぱく質 53 g

図3 病院食に栄養補助食品を併用した食事提供例

るとき，**必要な栄養素がバランスよく入っているとしっかり伝えること**です．嗜好品ではなく，ある意味治療のための薬剤と同じ役割を持つということを理解してもらうようにします．飽きないように毎日違う味のものを提供したり，好みに合わせて味を限定したりといった工夫をしましょう．出しっぱなしではなく，患者さんの好みや飲み具合を確認することも大切ですね．

O医師：もし液体でむせるような患者さんには，どうすればよいでしょう？

K医師：嚥下機能が不十分な場合はゼリー状のものを使います．STさんと相談して，嚥下の程度に合わせて選べばよいと思います．ババロア状のものや，豆腐状，茶碗蒸し状のものがあります．味は通常の食品と遜色なく，本当においしいです．看護学校で生化学の授業を担当していますが，毎年最終の授業では栄養管理の講義と栄養補助食の試食会をします．味はとても評判が良くて，学生さんは残った栄養剤を持って帰っていますよ．自分で味わっておくと患者さんにも勧めやすいですから，機会があればぜひ一度食べてみてください．

O医師：そうなんですか，イメージが変わりました．今度NST勉強会の試食会に参加してみます．でも，期待したほど患者さんが摂取できないときはどうしましょう．

K医師：カロリー密度を大幅に上げたゼリーがあります．40 gで100 kcalや66 gで150 kcalなど，数口で食べられます．この患者さんは，栄養補助食品だけで合計600~700 kcal程度摂取できるとよいですね（図3）．

どうしても摂取量が増えないときは？

O医師：わかりました．早速説明して試してみます．でも，どうしても摂取量が増えないときはどうしましょう．頑張って食べるよう励まして，完食するまで待てばよいですか？

K医師：経口摂取にこだわって食べることを強要すると，食事自体がストレスになってしまいます．一方で，低栄養が長引くとリハビリも進まず，廃用が進んでさらに食べられなくなる，動けなくなる，という悪循環に陥ります．そんな時は，積極的に末梢栄養輸液管理（peripheral parenteral nutrition：PPN）を併用しましょう．PPNで低栄養の進行をおさえながら，食欲不振の原因を検索することも必要ですね．

O医師：栄養輸液投与って，絶食が長引かないと使わないと思っていました．とりあえず維持輸液ではダメなのですか？

K医師：少量の糖質しか含まない水電解質輸液で管理する方が不自然でしょう？ 最初にお話ししたように最低でもREE相当量は消費するので，糖と電解質だけではなくアミノ酸，脂肪を含む栄養輸液を投与したほうがよいですよね．

O医師：そういわれればそうですね．とにかくまずは栄養補助食をいろいろ試して，患者さんの摂食量が必要量まで増えるよう，工夫してみます．

＊次回は，多種類の経腸栄養剤を自信をもって使い分けられるよう，その分類方法と特徴を解説します．

文 献

1）厚生労働省：「日本人の栄養摂取基準（2020年版）」策定検討会報告書．https://www.mhlw.go.jp/content/10904750/000586553.pdf

2）Long CL, et al：Metabolic response to injury and illness：estimation of energy and protein needs from indirect calorimetry and nitrogen balance. JPEN J Parenter Enteral Nutr, 3：452-456, 1979（PMID：575168）

栗山とよ子（Toyoko Kuriyama）

福井県立病院 内科主任医長・NST委員長

卒後5年目に栄養管理の面白さに目覚め，それ以来栄養管理の奥深さと複雑さを実感しつつ，おもに経腸栄養・静脈栄養が必要な入院患者さんの栄養管理に携わっています．この連載を通して得られた知識が，患者さんの適切な栄養管理につながることを願っています．

こんなにも面白い医学の世界

へぇ そうなんだー

からだのトリビア教えます

中尾篤典
（岡山大学医学部 救命救急・災害医学）

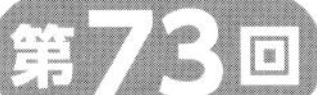

第73回 逮捕関連死 ～もう1つのARDs

最近，欧米で黒人の方が警察官にとり押さえられて急死するといった事例が増え，激しい抗議の対象となっています．これらは今にはじまったことではなく，古くから逮捕関連死（Arrest-related deaths：ARDs）として知られています．

カリフォルニア州で，警察官により拘束された後，現場あるいは搬送中に死亡した症例が1988～1997年の間に61件報告されています．これらの症例のほとんどがコカインを使用していて，拘束されて1時間以内に死亡しています[1)]．同様に，2004～2005年の1年間に，全米で162件の逮捕関連死と思われる急死例がありました．平均年齢は35.7歳で，男性の割合が96.3％と高く，拘束前の違法薬物の使用は62％で確認され，拘束直前の異常行動は63％にみられています[2)]．このように，違法薬物使用者や統合失調症患者が興奮錯乱状態になり，身体を拘束された際に心肺停止をきたす病態をExcited Delirium Syndrome（EDS：興奮型せん妄症候群）と呼び，急死の原因として認識されるようになりました．通常は，警棒などの武器を使った制圧による外傷や，数人で押さえつけることによる圧死などが疑われますが，死後の解剖でもこれらの所見がなく，死因が法医学的に明らかでない場合をEDSと称するようです．

では，死因は何かというと，まだすべてが明らかになったわけではありませんが，興奮や過度の精神的ストレスが急激なドパミンの過剰状態をつくり出し，大脳にある島皮質や帯状回が刺激され，さらに心臓へ投射する自律神経を刺激して致死的不整脈をきたすのではないか，と言われています[3)]．違法薬物を使用していない場合にもEDSはみられますが，コカインやメタンフェタミンなどの違法薬物はドパミントランスポーターに作用してシナプス前終末でのドパミンの再取り込みを抑制するので，さらにドパミン過剰状態になりやすくなります．よく警察官の制圧行為や対応に問題があったかのような報道がなされたり，警察官が遺族から賠償を請求されたりすることもあったそうですが，必ずしも警察官が悪いわけではないようです．

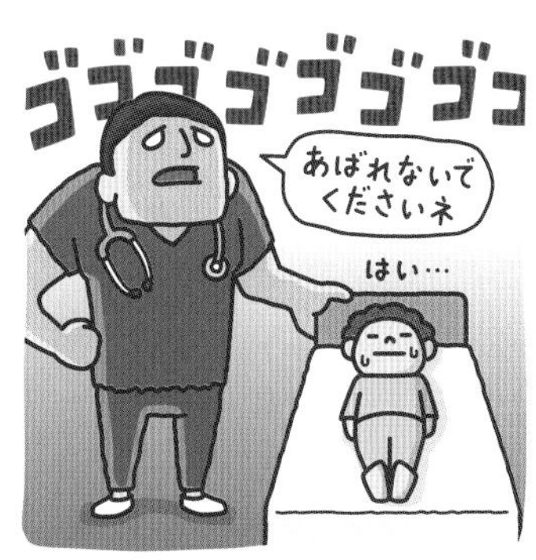

これは，私たち医師にとっても決して他人事ではないのです．救急外来で大暴れする患者さんをルート確保のために押さえつけたら急死してしまった，なんてことがあるかもしれません．ただ，泥酔して暴れる患者さんにはEDSは起きないといわれていて，アルコールとの関連は薄いようです．

文 献

1） Ross DL：Factors associated with excited delirium deaths in police custody. Mod Pathol, 11：1127-1137, 1998（PMID：9831212）
2） Ho JD, et al：Unexpected arrest-related deaths in america: 12 months of open source surveillance. West J Emerg Med, 10：68-73, 2009（PMID：19561821）
3） Mash DC：Excited Delirium and Sudden Death: A Syndromal Disorder at the Extreme End of the Neuropsychiatric Continuum. Front Physiol, 7：435, 2016（PMID：27790150）

救急診療・研修生活のお悩み相談室

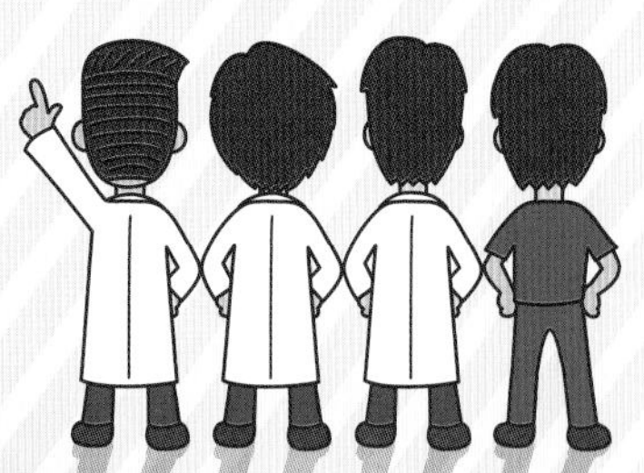

Dr.志賀と3人の若手医師：カルテットがサポートします！

監修 志賀 隆　執筆者 竹内慎哉，千葉拓世，東 秀律

第11回 最近何だか疲れていて，いらついたり無力感に襲われたりするんです…

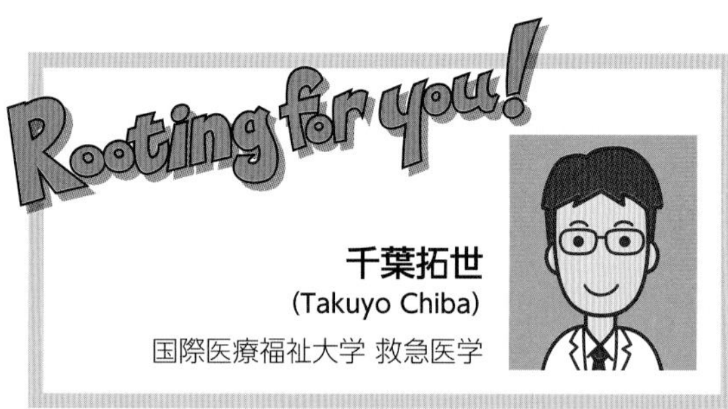

千葉拓世
(Takuyo Chiba)
国際医療福祉大学 救急医学

「研修医なら，若手なら，そう感じるくらい働いて当然でしょ」そんなこと考えていたり，言われたりしていませんか？ 実はそれは危険なサイン！ 要注意です．

バーンアウト（燃え尽き症候群）とは？

“何だか最近ずっと疲れている．時々イライラして患者さんの文句を言ってしまうし，自分は何をしているのだろうと無力感に襲われる”…このような症状は典型的なバーンアウトです．誰しも多かれ少なかれこのように感じたことがあるのではないでしょうか？ ただ残念なことに私たちが医学部や卒後研修のなかでバーンアウトについて学ぶ機会はほとんどありません．研修医もベテランも関係なく医師はバーンアウトするリスクが高いです．救急では，上級医の65％，救急レジデントの65～74％がバーンアウトといわれています．**こんなに多くの医師がそうなっているのはバーンアウトが個人の資質（弱い人間だから…）の問題ではないということの明らかな証拠です．**

バーンアウトって何が問題なの？

バーンアウトは医療過誤，患者満足度の低下，医療の質低下，医療スタッフの離職，医師の離婚，アルコールや薬物への依存，抑うつや自殺と関連があると報告されています．米国では医師の自殺リスクは男性で一般の人の3.4倍，女性で5.7倍と報告されています．バーンアウトはその医師だけでなく，家族，患者，医療スタッフ，病院と多くの人や組織に悪影響を及ぼします．

「自分のもっていないものを捧げることはできない．(You can’t give what you don’t have.)」という格言があるように，自分のケアをすることは決して自己中心的なことではなく，結果的に患者さんを含めてまわりを助けることにつながるのです．

バーンアウトって実際にはどんな感じなの？

人のもつエネルギーには3つの要素があり，それぞれの要素でエネルギーが枯渇するとバーンアウトにつながります．

① **疲労**：休息，睡眠，よい食事，適度な運動などがとれないと，肉体的なエネルギーが維持できず疲労がたまります．

② **脱人格化**：精神的エネルギーの枯渇から来るもので，患者のことを責めたり，皮肉を多く口にするようになったりします．

③ **個人的達成感の低下**：スピリチュアルなエネルギーの低下が原因で，自分の仕事が無意味だと感じるようになります．

どうしたら解決できるの？

残念ながらバーンアウトには簡単な解決方法はありません．ですが，バーンアウトは自分の身体が出すSOSサインで，これをきっかけに自分にあった働き方やストレス・マネジメントを見つけるチャンスでもあります．

まず**医師はストレスの多い仕事であること，自分自身が日々十分に頑張っていることを認めてください**．医師は完璧なスーパーヒーローではなく生身の人間で，自分を肯定する感情をもつことはとても重要です．

また，**誰かのせいにしたり，いつかすべてが魔法のようによくなることを期待したりしてはいけません**．誰かの愚痴を言いながら嘆いても状況は改善しませんし，たとえ初期研修が終わってもそれぞれのステージで医師としてのストレスは続きます．自分でストレスマネージメントをするしかこのバーンアウトに立ち向かう術はないのです．もちろん，急にすべてを変えることはできませんが，日常のストレスを自分が扱える程度にまで少しずつ減らしていくのが大切です．

具体的には，**職場では無駄を極力減らし効率的に動きましょう**．電子カルテの打ち込みも単語登録などで積極的に短縮したり，オーダーセットをつくったりし，仕事で楽をできる部分を増やしましょう．手際よく仕事をしている同僚がどのように工夫しているかは参考になるはずです．そして**仕事以外で自分のやりたいことをする時間をつくる**のです．自分の遊び，趣味，デート，家族と過ごす時間はエネルギーをチャージするうえで大切です．できれば自分のカレンダーにそういった楽しい時間の予定を記入して，その時間をなんとか確保してください．急変などどうしても時間を確保できないこともあるでしょうが，たまには自分の予定を優先してください．自分がバーンアウトになったら，患者さんのケアもできないのです．

また，**良質な睡眠をしっかりととる**ことも大きなポイントです．できれば7時間は寝ましょう．さらに時間だけではなく睡眠の質も大切です．昼間に眠らなければならない場合には厚手のカーテンで遮光をし，刺激の少ない静かな環境をつくるのは効果的です．眠る前にはスマートフォンを含めた明るい光を避け，少しリラックスタイムをもつのもよいでしょう．カフェインは眠る前6時間程度は避け，そして睡眠を浅くするアルコールは寝る前には避けましょう．私自身がアメリカで研修をしていたときにストレスをためすぎないために一番気を遣ったのがこの睡眠でした．

運動をすること，健康的な食事をすること，瞑想やヨガなどをすること（時間がなければ，職場で目をつぶってゆっくり深呼吸するだけでもOKです）もバーンアウトの改善に役に立ちます．

とはいえ，何が一番効果的か各自で異なりますし，自分にあった方法は自分でしか見つけることができません．自分の生活を振り返って，どうやったらバーンアウトにならずに生きていけるか試してみてください．

参考文献

1）Stehman CR, et al：Burnout, Drop Out, Suicide：Physician Loss in Emergency Medicine, Part I. West J Emerg Med, 20：485-494, 2019（PMID：31123550）

2）「Stop Physician Burnout」（Drummond D, ed）, Heritage Press Publications, 2014

Dr. Shiga's Comment!

私も初期研修医のころ病棟からの電話に「それ緊急ですか？ 今処置中なんであとにお願いします！」とぶっきらぼうに電話をしたことがありました．その当時の受け持ち患者は50名（！）で，朝6時に病棟に行って22時に終了，それからチームでご飯に行って24時に帰宅…という日々でした．まさにバーンアウトであったと思います．今私の部門では「チーム制」「準夜勤務」「当直中の仮眠を推奨」「研修医は当直明けは早めに帰宅」など，科学的根拠に基づいて睡眠と休息をとってバーンアウトを予防しています．指導医は遅刻が多いなどの症状があれば研修医と面談し，休ませるなどしたいですね．

ツイッターをしております，御覧ください　http://twitter.com/TakSugar

ステップ ビヨンド レジデント

Step Beyond Resident

第203回

研修医は読まないで下さい!?

研修医はこの稿を読んではいけません．ここは研修医を脱皮？した医師が，研修医を指導するときの参考のために読むコーナーです．研修医が読んじゃうと上級医が困るでしょ！

なめたらいかんぜ Stroke Part3

～どうして見逃す Stroke ～

福井大学医学部附属病院総合診療部　林　寛之

なんと，本当は脳梗塞！? 脳梗塞カメレオン！～

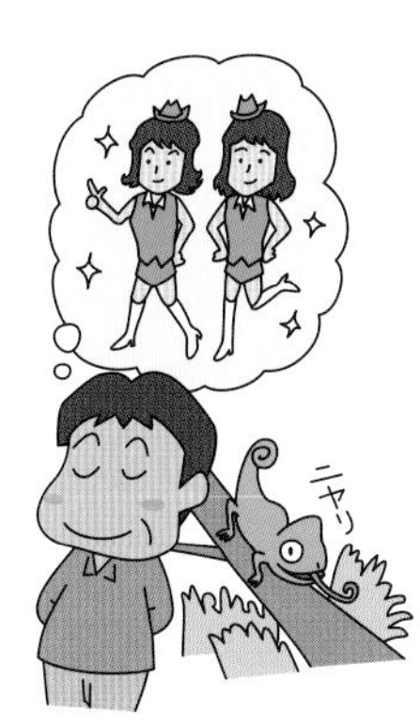

カメレオンというと体の色を状況に合わせてクルクル変化させる爬虫類だ．なんと目隠ししても皮膚の色を変えることができるというからすごい．節操なく，利害に応じて意見をくるくる変える人をカメレオンに例えるが，カメレオンにしたらいい迷惑だ．医学でもある疾患なのに，そうではないように振る舞う（擬態する）ものをカメレオンという．本当は脳梗塞なのに，まるで非脳梗塞疾患のような振る舞いでやってくるのは脳梗塞カメレオンだ．MRIでなんと，まさかの脳梗塞とわかった日には,「ちくしょー，カメレオンめ」と悔しがっても遅いのだ．ピンク・レディーの歌にも「ほら，あなたの後ろにいる♪ もうあなたを狙っている♬」という歌詞のカメレオン・アーミーなんて歌謡曲があったなぁ…（おじさんしか知らないよね）．東京喰種-トーキョーグール-のグールもカメレオンのように人間にまぎれてわからない，にっくき奴だよね（おじさんだからって，懐メロしか知らないなんて思うなよ）．ドラえもんだって，カメレオンにちなんだひみつの道具は多い（カメレオン気球，カメレオン茶，カメレオンぼうし）．カメレオンみたいに姿を消すのは，男の本懐なのかもしれない…．ポストレジデントのみんなもまさかまさかの脳梗塞見逃しの落とし穴に陥らないように，カメレオンに気をつけろ…．

ちなみに今月号の特集では，いろんな疾患のミミックとカメレオンを紹介しているそうだよ（pp.1803～1874）．

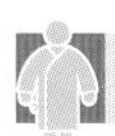

患者C　52歳　男性　　回転性めまい

52歳男性が仕事場のトイレでめまいが出たとしてやってきた．とにかく動くとめまいが悪化し，じっとしていると楽になるという．頭痛はない．研修医Kが診察したところ，一方向性水平眼振を認めた．確かに動くとつらいが，じっとしていると大丈夫というものの，体がフワフワする感じという．手の回内・回外は機敏にでき，指鼻試験，膝踵試験も良好．継ぎ足歩行もできた．脳神経の診察も異常を認めず．Dix-Hallpike試験やsupine roll試験ではイマイチBPPV（benign paroxysmal positional vertigo：良性発作性頭位めまい症）としての典型的所見はみられなかった．まぁ，とりあえずと頭部CTを撮影するものの全く異常はなかった…ま，そりゃそうだとCTの感度の低さを再実感しただけだった．純粋な回転性めまいでは脳梗塞は非常に稀と聞いていたので，患者さんは比較的若年だし，そこまで心配しなくてもいいやと内心思っていた．点滴後，少しよくなったというので，そろそろ帰宅させようと考え，上級医Hにコンサルトした．上級医Hはじっとしていてもなんとなく少しめまいがありそうだし，これは前庭神経炎でいいでしょうとさも自信ありげに，解説しはじめた．「ホラ，一方向性水平眼振はアレキサンダーの法則に従って健側で眼振が強いよね．test of skewは正常だ．head impulse testはしてないの？ ダメだなぁ．head impulse testでは異常所見として頭を健側から中央に戻したら目が行き過ぎるはずなんだよ…ホラ…アレ？ …ホラ…アレ？ head impulse testだけ正常だねぇ…なんで？」

偉そうに解説したものの，HINTSテストが予想通りでなく微妙にはずれた上級医Hは，「まぁ，これくらいの微妙な変化って問題ないとは思うけど，念のため，ホラただ念のためにだけ，MRI撮っておこうかな…多分大丈夫だと思うけど…」と山ほど言い訳をした後，MRIを撮影した．そこにはまさかの橋背側部にコメ粒ほどの脳梗塞が描出されていた．

研修医K

「あんな微妙な所見だけで，MRIでひっかかる脳梗塞だったなんて驚きです．見逃すところでした…え？ H先生も自信なかったんですか？ そりゃ上級医が難しいんなら，研修医なんて太刀打ちできるはずもないですねぇ」

見逃しやすい脳梗塞

左右差のある麻痺があれば，誰だってそう簡単に脳梗塞を見逃すはずがない．しかしながら微妙に脳梗塞らしからぬ訴えの場合は，ついほかの疾患を想起してしまうとなかなか確証バイアスから脱却するのが困難で，客観的に判断することが難しくなるよねぇ．あの娘とこんなに目が合ったなんて，きっとこの娘は自分のことが好きなんだろうと錯覚してしまうような，男子校卒業のうぶな男子にも似たバイアスをもつに等しい…多分．腕をつかまれただけで落ちてしまうという，判断能力を失ってしまう男子校卒業の…あ，もういいか．とにかくなんでも妄信せず，自分に都合の悪いことから目を背けちゃいけないのだ．

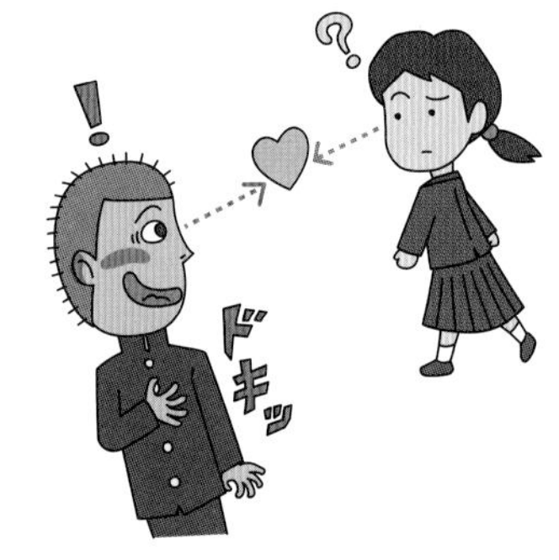

Madsenらによると，救急では14％もの急性脳梗塞が見逃されている．若年者であるほど見逃しやすく，意識障害で来院すると見逃しやすいという．Dupreらによると，脳梗塞見逃し例では初診時に意識障害，失神，高血圧緊急症，感染症，急性冠症候群疑いと誤診された例が多かった．意識障害で受診した患者の7％，高血圧緊急症患者の8％，失神患者の4％は実は脳梗塞と判明したというから，疑わなければ診断が難しい．**説明のつかない意識障害や失神，高血圧緊急症では脳梗塞は頭の隅に常において診察するようにした方がいい**．Venkatらの報告では，症状が改善してしまった例，意識障害，嘔気・嘔吐，めまいの場合に誤診されやすかった．

意識障害やめまいだけで頭部CTが正常だったからといってなんでもかんでもMRIを追加撮影するのかといったら，そうでもない．Hammoudらは，高齢者（平均74.1歳），脂質代謝異常症，高血圧，糖尿病，抗凝固療法，脳梗塞やTIAの既往の患者は脳梗塞のリスクが高く，特に脳梗塞やTIA（transient ischemic attack：一過性脳虚血発作）の既往がある場合には，頭部MRIの閾値を下げて対応したほうがいいと述べている．

脳梗塞を見逃すな！ こんな主訴に要注意

- 説明のつかない意識障害，失神，高血圧緊急症をみたら，脳梗塞も想起せよ
- 若年者の脳梗塞は見逃されやすい
- めまいや意識障害の場合，背景リスクを評価せよ（特にTIAや脳梗塞の既往）

脳梗塞でも頭痛は出る

脳梗塞は基本頭痛はないと思っていると痛い目に合う．確かに太い血管が詰まれば，血管拡張のために頭痛が起きるというのは想定できるかもしれない．また脳梗塞巣が発症後に脳浮腫をきたすと脳膜が伸展されて頭痛が出るが，それはあくまでも発症直後ではないはずで入院後に頭痛が出現するというのはよく経験するよね．

多くの勘違いのはじまりは，発症直後で小さい脳梗塞なら，普通頭痛は起きないと思うことだ．しかし**脳梗塞でも7.4～34％，TIAの26～36％は頭痛を呈する**．Duboshらの報告では，頭痛患者の0.5％は重篤な神経疾患を見逃されており，そのなかでも脳梗塞が最も多かった．え，やっぱり世のなかの医者達は，脳梗塞で頭痛はないと考えていたんだねぇ．

若年者や片頭痛の既往のある場合のTIAでは頭痛を訴えやすいので，安易に麻痺を伴う片頭痛と誤診してはいけない．もちろん，麻痺の範囲が広がる（migraine marches！）ようなら片頭痛らしいが，麻痺の部位が一定の場合はまずMRIで鑑別しよう．

TIAや後方循環の脳梗塞（特に小脳梗塞）は頭痛を訴える傾向があることは知っておきたい．脳出血は重症ほど頭痛を訴えるけど，脳梗塞はTIAや軽症ほど頭痛を訴えるんだね．脳梗塞の大きさ・重症度と頭痛の関連性は報告によって異なるが，TIAの方が総じて頭痛は多い．

LebedevaらはTIA発症24時間以内に新規頭痛を訴えた場合，またはTIA発症1時間以内に頭痛（どんな質でもよい）を訴えた場合は，TIA関連頭痛と考えていいのではと提唱している．

脳梗塞，TIAでも頭痛を訴えることがある

- 脳梗塞の7.4～34％，TIAの26～36％は頭痛を訴える
- TIAや後方循環の脳梗塞（特に小脳梗塞）は頭痛を訴えやすい

回転性めまいだけなら，まず脳梗塞・TIAはない…ってことはない！

どっちつかずの症状って本当に難しい．片麻痺や構語障害ならだれも迷わないのに…うらめしや．Tarnutzerらによると，めまい（dizziness）が主訴の場合片麻痺と比べて14.22倍も脳梗塞を見逃しやすくなる．Atzemaらによると末梢性めまいと診断された患者のうち0.18％が脳梗塞であったという．これって結構優秀な数字なんだけどね．Mármol-Szombathyらによ

ると，めまい患者は約7.4倍脳虚血疾患になりやすい（脳梗塞はOR 5.86，TIAはOR 14.9）と報告している．前下小脳動脈から蝸牛動脈が分枝しているため，前下小脳動脈の脳梗塞はまるで末梢性のようなめまいと聴力低下で来院してくる（B-ENT, 12：143-147, 2016）．いやいや，持続性のめまいは全例MRI撮りたくなっちゃうけど，MRIも感度は100％じゃないからね．HINTS＋をするといいけど，この診察も経験が必要だからなかなか難しいねぇ．

1975年にNIH（National Institute of Health：アメリカ国立衛生研究所）がカンファランスを開き脳血管障害の分類を提唱した際に，一過性のめまい単独ではTIAはないとしたことが影響している（Stroke, 6：564-616, 1975）．またperiめまい（回転性，浮動感，立ちくらみ）単独では，まず脳梗塞やTIAはない（0.7％）と報告された（Stroke, 37：2484-2487, 2006）．確かにMRIがまだ普及しておらず，検査の閾値が低い時代では見つからなかったんだろうね．

後方循環脳梗塞では，54.3〜73％は神経局在所見を呈さず，めまい単独になるのだ．早期MRIだって感度はたった72％しかない（Stroke, 40：3504-3510, 2009）．いや，勘弁してほしい…ホント．

Saberらの報告では激しい回転性めまい（脳梗塞のリスクを1つ以上もつ患者）でも73％は神経局在所見を呈さない単独めまい患者だったというから驚きだ．ラクナ梗塞と椎骨動脈解離・閉塞がほとんどの原因を占める．早期MRIの拡散協調画像（diffusion weighted imaging：DWI）の感度はたった47％しかなく，53％は偽陰性になるという．HINTS＋は感度99.2〜100％なので，ぜひ習得しておきたい臨床手技だね．詳しくは連載第199回（2020年6月号）をご参照くださいませ．

Choiらは，DWI陰性の急性めまいは4.1％と報告しており，神経局在所見は54.3％で呈さなかった．**DWIが陰性であっても，HINTS＋と平衡機能検査で感度83％，MRI灌流画像（perfusion-weighted imaging：PWI）を加えると感度が100％になる**と報告している．

どことなく末梢性に合わない変な回転性めまいを見たら（脳梗塞のリスクあり）

- MRI/DWIを検査→HINTS＋と平衡機能検査→MRI/PWIで攻めるべし
- 54.3〜73％は神経局在所見が出現しないと心得よ

感覚障害の陰と陽

感覚障害も陰性症状と陽性症状がある（表1）．陰性症状は脳梗塞に多く，陽性症状は片頭痛やてんかん，末梢神経障害に多い．

しかし，ここで騙されてはいけない．**視床梗塞は陽性症状やヘミバリスムスが出てくる**．後方循環の脳梗塞の11％は視床梗塞となる．視床梗塞の落とし穴はそれだけではない．感覚障害のみならず，麻痺，失語，疼痛，意識障害もきたすため，症状からは大血管の脳梗塞のように見えてしまうことがある．血管内治療の適応かと思ったら…なんと小さい視床梗塞…なんてこともあるんだ．視床は曲者なんだ．

手口感覚症候群（cheiro-oral sensory syndrome）も興味深い自覚症状（しびれ）を呈する．“cheiro”（「カイロ」と発音する）はギリシャ語由来で手・手掌の意味であり，英語（特にアイルランド語）の“cheerio（感謝・祝いのあいさつ）”とは惜しいけどつづりが違う．一側の手と

表1　感覚障害の陰性症状と陽性症状

	陰性症状	陽性症状
視覚異常	視野欠損，共同注視障害	閃光，浮遊物，幾何学模様，有形性幻視
感覚異常	聴力低下，しびれ，失認	疼痛，パレステジア，チリチリ感，前兆
運動異常	麻痺，筋力低下	不随意痙攣様運動
言語	失語	意味不明な言葉，余分な言葉
想起する疾患	脳梗塞	片頭痛，てんかん，末梢神経障害，視床梗塞

同側の口周辺の領域を中心にしびれを訴え，こんなに離れたところが障害されるはずがないと思うと，簡単に見逃してしまう．「手と口がしびれるんです」と患者が訴えて，それは過換気症候群でしょうなどと即断してはいけない．半側にしか症状が出ないような過換気症候群はない．こんなミスをする奴がいるはずが…あ，昔の私だ…お恥ずかしい．視床，次いで脳幹の病変で起きることが多いが，大脳皮質，放線冠の病変でも起こる．視床では，後大脳動脈から分枝する視床外側後腹側核動脈による梗塞や小出血が原因となる．その他，他覚的感覚障害や痛覚過敏，視床痛を伴うことがある．

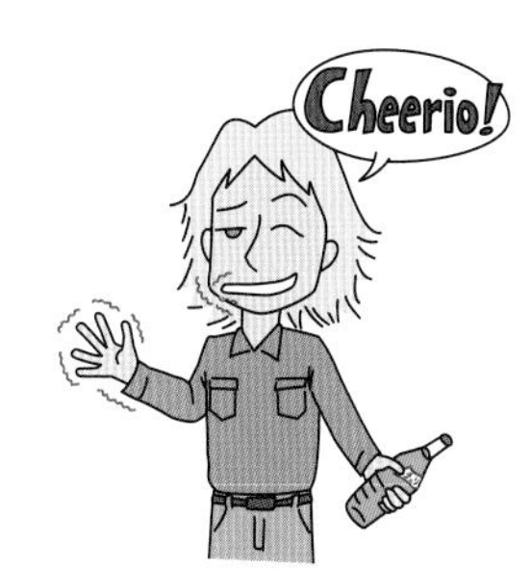

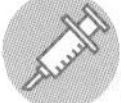

精神科疾患と間違える？ 意識障害にチャレンジ！

脳梗塞の３％は精神症状（せん妄，認知機能低下，躁症状）が出現する．右側（非優位半球）の前頭葉，頭頂葉の病変に多い．失認，失語，無動無言，無為状態，失感情などの症状はうつ病と誤診されやすい．尾状核の脳梗塞は行動異常や精神症状を呈しやすい．病的泣き笑いも脳梗塞で発症しうるが稀である．破局反応（catastrophic reactions：ひとたび失敗すると，怯え泣き出し絶望的になったり，欲求不満や焦燥がつのり攻撃的になったりする反応）も脳梗塞で起こりうる．急性せん妄は脳出血の方が多い．

foreign accent syndrome（外国語様アクセント症候群）なんてキツネにつままれたような症状のものもある．音の高低（ピッチ）や強弱（ストレス），リズム，音調などのイントネーションの異常がみられ，語彙・文法機能はほぼ正常という（神経心理学，34：45-62，2018）．脳梗塞以外でも報告されているけどね．

Percheron梗塞なんてマニアックな脳梗塞もある．視床内側部は通常，脳底動脈と後交通動脈との間にある脳底交通動脈から出る左右２本の傍正中視床動脈により栄養されるが，稀に一側の脳底交通動脈から１本の動脈がcommon trunkとして派生し，その後左右２つに分枝していく穿通動脈があり，これをPercheron動脈（artery of Percheron）という．このPercheron動脈の閉塞が起これば，両側視床内側部の脳梗塞となり，① 精神症状・意識障害（psychiatric symptom），② 垂直注視麻痺（vertical eye gaze palsy），③ 記憶障害（recall disturbance）が生じてくる．②の垂直注視麻痺が診断の決め手になりそうだ．脳底動脈系の脳梗塞は重症であり，早期に診断できるようになりたい．その他，頭痛の先行，ふらつき

表2　Percheron梗塞：「PERcheron」と覚えよう！

P	Psychiatric，LOC↓ (level of consciousness)	精神症状，意識障害，昏迷，保続，幻覚，無関心，攻撃的
E	Eye vertical gaze palsy	垂直注視麻痺
R	Recall problem	記銘力障害，作話

(dizziness)，瞳孔不同，注視麻痺も出現することがある．覚え方はPercheronの最初の3文字のPERcheronをもじって覚えよう（表2）．予後は比較的良好で，26％が完全回復する．

脳底動脈の脳梗塞は，不随意運動を呈することがあり，てんかんと誤診されることがある．

後方循環の脳梗塞を見逃すな

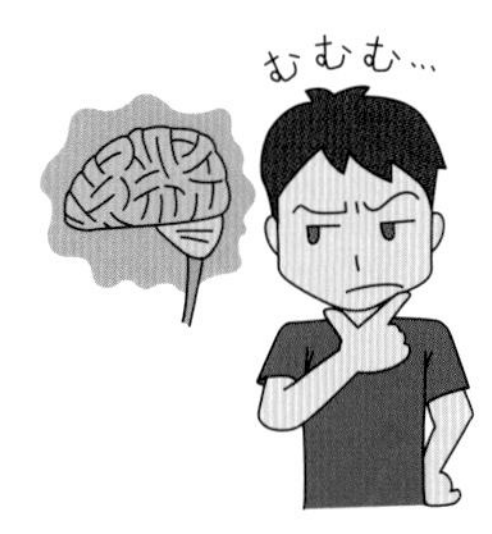

後方循環の脳梗塞は脳梗塞全体の20％を占めるが，非特異的めまい，平衡障害，意識障害，精神症状，頭痛，嘔気・嘔吐，嚥下障害など非特異的症状が多く，前方循環の2.3倍見逃されやすい．

Edlowらによると，MRIでも後方循環の脳梗塞は5倍偽陰性になりやすい（OR 5.1）ので，身体所見をきちんととる臨床力が試されるのだ．MRIだけに頼らず，脳梗塞を疑い続ける臨床力を身につけたいね．さらに，時間を味方につけてフォローアップ画像も撮っていこう．MRIが陰性でも一度であきらめちゃいけない．私の知人は振られても振られても彼女にアタックして，ついに結婚できた猛者もいる．「初恋は初恋のままにしておけばよかった」と言ったとか言わないとか….

とにかく後方循環の脳梗塞はさまざまな症状が出る．パイカやアイカ，アルパカ（ウソ）などいろんな名前が飛び交う．パイカは豚バラ軟骨とわかった人は料理名人．でもここではPICA（posterior inferior cerebellar artery：後下小脳動脈）のこと．アイカ（ICa）は石川県の北陸鉄道株式会社のICカード乗車券だが，全国的にはSuicaに圧されている…じゃなくてAICA（anterior inferior cerebellar artery：前下小脳動脈）のこと．AICAの枝に蝸牛動脈があり，その梗塞だと全くもって末梢性のめまいと区別がつかない．蝸牛動脈はときにPICAや脳底動脈から栄養されることがある．その他，SCA（superior cerebellar artery：上小脳動脈）や椎骨動脈，脳底動脈などいろんな枝を出しやがって，じゃなくて出ているので，症状も多彩，診断も困難となるわけだ．

脳底動脈先端症候群（top of the basilar syndrome）は塞栓症によって生じることが多く，意識障害，眼球運動障害（斜偏視，眼球震盪，垂直注視麻痺，上眼瞼後退など），せん妄，記銘力障害，ときに幻覚を呈する．暗いところを見たり閉眼したりすることにより，ありありと鮮明な幻視（peduncular hallucination）が数分現れる．脳っておもしろいけど，つい精神科にコンサルトしたくなる気持ちを抑えて診断できるようになろう．

小脳梗塞の28～59％は初診時に見逃されている（Cerebrovasc Dis, 42：476-484, 2016）．限局性小脳梗塞では神経局在所見を認めないことが多い．Leeらによると小脳梗塞の10.4％はめまいしか訴えず末梢性めまいと鑑別するのは非常に困難だ．とにかく平衡障害のあるなんとなく変な持続性めまいで血管リスクのある場合は，限局性小脳梗塞に気をつけよう．

後方循環の脳梗塞に騙されるな！ こんな症状にピンときたら，疑おう！

- 新規持続性回転性めまいで，HINTS＋で末梢性としては合わない
- どことなく変な平衡障害
- 新規頭痛，以前と異なる片頭痛
- 説明のつかない嘔気・嘔吐
- 説明のつかない精神症状，意識障害
- 眼球運動障害，方向の変わる眼振

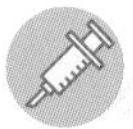

若年者発症の脳梗塞

若年発症の脳梗塞（18～50歳）は脳梗塞全体の10～15％を占める．前兆を伴う片頭痛＋低用量ピル＋喫煙の3つがそろうと脳梗塞のリスクは9倍になる．動脈解離や血管炎，膠原病や凝固異常などは若年でも確かに脳梗塞のリスクになるだろう．

原因不明の脳梗塞として，かつてはcryptogenic stroke（潜因性脳卒中）という疾患概念があったが，その多くは塞栓性脳梗塞が占めるので，独立した概念として，2014年に**ESUS（embolic stroke of undetermined sources：塞栓源不明脳塞栓症）**が提唱された．ESUSとcryptogenic strokeは同義ではない．ASUSってパソコンのメーカーあったけど，ESUS（イーサスと読む）ってまた新しい概念かと古だぬき先生はついため息をつきそうだ．診断基準は表3の通り．全脳梗塞の約17％をESUSが占めるという．比較的若年者で軽症脳梗塞になり，4～5％が再発するため，抗血栓療法による予防が有効だ．

ESUSの原因としては，低リスクの心内塞栓源，潜在性発作性心房細動，担癌性，動脈原性塞栓，奇異性塞栓症（卵円孔開存，心房中隔瘤，肺動静脈瘻）などがある．卵円孔開存の有病率は26％あり，右左シャントがあっても深部静脈血栓症や肺血栓塞栓症が証明できない脳梗塞であればESUSと診断する（脳卒中，39：470-475，2017）．

表3　ESUSの診断基準

・頭部CTまたはMRIで診断された脳梗塞がラクナ梗塞ではない
・虚血領域の頭蓋内外動脈に50％以上の狭窄がない
・高リスクの心内塞栓源がない
・ほかの特殊な脳梗塞の原因がない（血管炎，解離，片頭痛，薬物中毒など）

Check！ 文献

1） Madsen TE, et al：Potentially Missed Diagnosis of Ischemic Stroke in the Emergency Department in the Greater Cincinnati/Northern Kentucky Stroke Study. Acad Emerg Med, 23：1128-1135, 2016（PMID：27313141）

↑救急受診した2,027人の急性脳梗塞患者のうち14％が見逃されていた．若年ほど見逃しやすく〔調整OR 0.94．高齢者ほど見逃さず，1歳ごとに0.94（6％ずつ）見逃しが減る〕，意識障害（調整OR 3.58）で見逃しが多かった．脳梗塞正診群 vs 脳梗塞見逃し群で比較すると，意識障害は38.8％ vs 67.8％と見逃し群に多く，片側筋力低下は77.5％ vs 49.1％と見逃し群に少なく，局所のしびれはそれぞれ40.9％ vs 18.7％と見逃し群に少なかった．脳梗塞が見逃された症例ではrt-PA療法に至ったのはたったの1.1％であった．

2） Dupre CM, et al：Stroke chameleons. J Stroke Cerebrovasc Dis, 23：374-378, 2014（PMID：23954604）

↑94例の脳梗塞見逃し例（脳梗塞カメレオン）を検討．その内訳は，意識障害（30.9％），失神（16.0％），高血圧緊急症（12.8％），感染症（10.6％），急性冠症候群疑い（9.6％）であった．主訴からみると，意識障害患者の7％，失神患者の4％，高血圧緊急症患者の8％，感染症の1％，急性冠症候群疑いの1％が最終的に脳梗塞であった．

3） Dubosh NM, et al：Missed Serious Neurologic Conditions in Emergency Department Patients Discharged With Nonspecific Diagnoses of Headache or Back Pain. Ann Emerg Med, 74：549-561, 2019（PMID：30797572）

↑18歳以上で非特異的頭痛診断を受けた2,101,081人と非特異的腰痛診断を受けた1,381,614人の患者の後ろ向き調査．重篤な神経疾患見逃し（再入院または30日以内院内死亡）例は，頭痛の0.5％，腰痛の0.2％に認めた．頭痛での最も多い見逃しは脳梗塞（18.1％），腰痛での最も多い見逃しは硬膜外膿瘍（41％）であった．

4） Venkat A, et al：Factors Associated with Stroke Misdiagnosis in the Emergency Department：A Retrospective Case-Control Study. Neuroepidemiology, 51：123-127, 2018（PMID：30092562）

↑救急外来で見逃された脳卒中156例（141例が脳梗塞，15例が脳出血）を，正診できた156例と比較検討した．症状が改善してしまった例，意識障害，嘔気・嘔吐，めまいの場合に誤診されやすかった．片麻痺や構語障害は正診されやすかった．誤診例はより軽いトリアージランクにされていた．FASTに引っかからなかった例が誤診例に多かった（78％ vs 22％）．誤診例はCTまでの時間が遅く（4.1時間 vs 1.5時間），後方循環脳梗塞が多かった（39％ vs 22％）．また非神経科病棟に入院することが多かった（35％ vs 11％）．

5） Pollak L, et al：Headache in stroke according to National Acute Stroke Israeli Survey. Acta Neurol Scand, 135：469-475, 2017（PMID：27324406）

↑イスラエルの脳卒中レジストリーより脳梗塞の頭痛発症例を検討．2,166人の脳卒中のうち脳梗塞は2,001人（92.4％）であった．脳梗塞の8.4％，脳出血の21.3％，静脈洞血栓症の50％が頭痛を訴えていた．脳出血は重症ほど頭痛を訴えるが，脳梗塞はその反対で，TIAの28％が頭痛を訴え，脳梗塞は軽症例ほど頭痛を訴えた．後方循環の脳梗塞で頭痛が多かった．ラクナ梗塞は頭痛を訴えることは少なかった．内頸動脈解離は頭痛が多かった．

6） Oliveira FAA & Sampaio Rocha-Filho PA：Headaches Attributed to Ischemic Stroke and Transient Ischemic Attack. Headache, 59：469-476, 2019（PMID：30667047）

↑ナラティブレビュー．脳梗塞の7.4～34％，TIAの26～36％が頭痛を訴える．片頭痛もち，若年者，大きい脳梗塞，後方循環の脳梗塞，皮質脳梗塞で頭痛が多かった．大きい脳梗塞の方が頭痛が多かったというのは，Pollakらとは異なる結果だ．ラクナ梗塞では頭痛は少なかった．脳梗塞に伴う頭痛は軽度～中等度で両側性．嘔気・嘔吐や光過敏・音過敏は伴わない．通常神経局在所見を伴い，時間経過とともに改善する．

7) Lebedeva ER, et al：New diagnostic criteria for headache attributed to transient ischemic attacks. J Headache Pain, 20：97, 2019（PMID：31492115）

↑120人のTIA患者をインタビューして，192人の対照群と比較検討した．TIAの13％が発症24時間以内に新規頭痛を訴え，7.5％が以前とは質の違う頭痛を訴えたが，対照群ではおのおの0％であった．TIA患者が24時間以内に新規頭痛を訴えた場合，または発症1時間以内に頭痛（どんな質でもよい）を訴えた場合は，TIA関連頭痛と診断しようと提唱している．

8) Tentschert S, et al：Headache at stroke onset in 2196 patients with ischemic stroke or transient ischemic attack. Stroke, 36：e1-e3, 2005（PMID：15604424）

↑2,196人の脳梗塞，TIAの患者のうち，88人（27％）が頭痛を訴えた．女性，片頭痛の既往，小脳梗塞（脳幹梗塞では頭痛は少ない），収縮期血圧＜120 mmHg，拡張期血圧＜70 mmHgでは頭痛を訴える傾向にあった．むしろ血圧が低めのときに頭痛を訴えやすいというのが興味深い．脳梗塞の重症度や病因は無関係だった．

9) Tarnutzer AA, et al：ED misdiagnosis of cerebrovascular events in the era of modern neuroimaging：A meta-analysis. Neurology, 88：1468-1477, 2017（PMID：28356464）

↑23研究のメタ解析．脳血管障害の9％は救急室で見逃されている．くも膜下出血で意識正常だと意識障害の場合より見逃しやすい（偽陰性率23.8％ vs 4.2％，OR 7.03）．めまいのような非典型症状だと麻痺と比べて見逃しやすい（偽陰性率39.4％ vs 4.4％，OR 14.22）．症状が一過性だと見逃しやすい（TIA vs 脳梗塞．偽陰性率59.7％ vs 11.7％，OR 11.21）．

10) Atzema CL, et al：Outcomes among patients discharged from the emergency department with a diagnosis of peripheral vertigo. Ann Neurol, 79：32-41, 2016（PMID：26385410）

↑カナダのスタディ．末梢性めまいと診断された患者41,794人のうち0.18％（76人）が30日以内に脳梗塞と診断された．尿管結石の同様な患者を対象に比較した場合，30日後の脳梗塞の相対リスクは9.3だった（尿管結石の患者と比較してどうなんだって話もあるけどね）．30日以内の転倒や骨折リスクも上昇する．

11) Hammoud K, et al：What is the diagnostic value of head MRI after negative head CT in ED patients presenting with symptoms atypical of stroke? Emerg Radiol, 23：339-344, 2016（PMID：27220652）

↑脳梗塞としては非典型的主訴（めまいや意識障害）で頭部CTが陰性，頭部MRIを追加した252人の患者について検討した研究．11.5％（29人）に脳梗塞が見つかった．高齢者（平均74.1歳．非脳梗塞患者は－16.7歳若い），脂質代謝異常症，高血圧，糖尿病，抗凝固療法，脳梗塞やTIAの既往をもつ人が脳梗塞になる傾向があった．

12) Saber Tehrani AS, et al：Small strokes causing severe vertigo：frequency of false-negative MRIs and nonlacunar mechanisms. Neurology, 83：169-173, 2014（PMID：24920847）

↑**必読文献**．190人の急性回転性めまい患者（脳梗塞のリスクを1つ以上もつ患者）のうち，105人に脳梗塞を認め，そのうち15人は小さい脳梗塞であった．小さい脳梗塞でも激しいめまいを呈し，下小脳脚（73％）が前庭神経を障害し，延髄外側（60％）が頻度の高い障害部位であった．神経局在所見を呈したのはたったの27％であった．ということは73％はめまい単独で脳梗塞ということになる．HINTS＋の感度は100％で，早期MRIの感度はたったの47％しかなかった．早期MRIの偽陰性率は小さい脳梗塞だと53％で，大きい脳梗塞の7.8％と比べてはるかに高い．ラクナ梗塞が53％を占め，椎骨動脈解離や閉塞が40％を占め，心房細動が7％であった．

13) Mármol-Szombathy I, et al：Identification of dizzy patients who will develop an acute cerebrovascular syndrome：a descriptive study among emergency department patients. Eur Arch Otorhinolaryngol, 275：1709-1713, 2018（PMID：29721613）

↑救急受診した928人のめまい患者のうち，12人（1.29％）が脳虚血疾患〔8人脳梗塞（0.86％），4人TIA（0.43％）〕になった．めまい患者は脳虚血疾患（OR 7.24）になりやすく，TIAのOR 14.9，脳梗塞のOR 5.86であった．心房細動と糖尿病がリスク因子として認められた．

14) Edlow BL, et al：Diagnosis of DWI-negative acute ischemic stroke：A meta-analysis. Neurology, 89：256-262, 2017（PMID：28615423）

↑**必読文献**．12研究（3,236人の急性脳梗塞）のメタ解析．拡散強調画像でも6.8％が描出されなかった．後方循環の脳梗塞がMRI（拡散協調）陰性になる傾向にあった（OR 5.1）．やはり身体所見の異常を頼りに臨床診断することが大事なんだよね．検査だけで診断するなら医者の頭はいらないもんね．

15) Choi JH, et al：Early MRI-negative posterior circulation stroke presenting as acute dizziness. J Neurol, 265：2993-3000, 2018（PMID：30341546）

↑1,846人の後方循環脳梗塞のうち，850人が急性のめまいで来院した．そのうち4.1％（35人）はMRI/DWIが陰性であった．35人のうち31人は持続性のめまいで，4人は一過性再発性のめまいだった．神経局在所見は45.7％（16/35人）に認めた，ということは54.3％は神経局在所見を呈さないのだ．高度平衡障害は52.9％（18/34人）に認めた．安静時眼振を認めないものは60％（21/35人）であった．PWIで血流障害を認め，拡散協調で陰性であったものが，46.2％（12/26人）であった．延髄外側が51.4％と最も多かった．29例（83％）が小さい脳梗塞であったが，19例（54％）は大血管起因の脳梗塞であった．HINTS＋と平衡機能検査で感度83％であり，PWIを追加すると感度は100％となった．

16) Calic Z, et al：Cerebellar Infarction and Factors Associated with Delayed Presentation and Misdiagnosis. Cerebrovasc Dis, 42：476-484, 2016（PMID：27576326）

↑115例の小脳梗塞を解析．そのうち46％は小脳に限局した梗塞であった．多くは軽症（NIHSS≦4点）で，来院までに4.5時間以上経過していた．構語障害（OR 3.9）と心房細動の既往（OR 3.0）は比較的早期に受診していた．限局性小脳梗塞では神経局在所見を認めないことが多かった（OR 4.0）．34％の小脳梗塞は誤診されていた．見逃し例は嘔気・嘔吐（OR 2.3），救急医が診察した場合の神経局在所見なし（OR 3.5），限局した小脳梗塞（OR 2.2）に多かった．これって後だしじゃんけんというか，後医は名医というか，救急医をディスってないか？と思う．

17) Arch AE, et al：Missed Ischemic Stroke Diagnosis in the Emergency Department by Emergency Medicine and Neurology Services. Stroke, 47：668-673, 2016（PMID：26846858）

↑脳梗塞見逃し例の後ろ向き研究．465人の脳梗塞患者のうち22％は初診時に見逃されていた．誤診例の1/3は発症3時間以内に受診していた．見逃されやすい症状は，嘔気・嘔吐（OR 4.02），ふらつき（OR 1.99），脳梗塞既往（OR 2.40）であった．後方循環の脳梗塞は前方循環に比べ，2.3倍見逃されやすかった（37％ vs 16％）．

18) Lee H, et al：Cerebellar infarction presenting isolated vertigo：frequency and vascular topographical patterns. Neurology, 67：1178-1183, 2006（PMID：17030749）

↑限局性小脳梗塞患者240人のうち10.4％（25例）はめまいのみで，末梢性めまいの症状を呈した．そのうち24例は平衡障害を伴う持続性回転性めまいで，1例のみ2日後に神経局在所見を呈してきた．責任血管はPICAが24例，AICAが1例だった．

19) Kim JM, et al：Cerebellar infarction presenting with isolated positional vertigo：differentiating factors for benign paroxysmal positional vertigo. Neurol Sci, Epub ahead of print, 2020（PMID：32725450）

↑ NIHSS 0点のめまいを呈し，MRIで確認された小脳梗塞78例を検討．心房細動や血管のリスク因子が多いほど中枢性のめまいである傾向にあった．

20) Banerjee G, et al：Posterior circulation ischaemic stroke. BMJ, 361：k1185, 2018（PMID：29674391）

↑ **必読文献**．後方循環脳梗塞の1/3は初診時に誤診されている．新規持続性回転性めまい，平衡障害，新規頭痛，以前と異なる片頭痛の場合は，脳梗塞の可能性を考慮したい．

21) Gurley KL & Edlow JA：Avoiding Misdiagnosis in Patients With Posterior Circulation Ischemia：A Narrative Review. Acad Emerg Med, 26：1273-1284, 2019（PMID：31295763）

↑ **必読文献**．後方循環の脳梗塞がどのように誤診されるのか，その症状はなかなか奥が深い．しっかり読み込んで落とし穴に強くなっておこう．絶対おすすめ．

22) Edlow JA & Selim MH：Atypical presentations of acute cerebrovascular syndromes. Lancet Neurol, 10：550-560, 2011（PMID：21601162）

↑ **必読文献**．さすがEdlow先生．脳梗塞の津々浦々まで解説．こんな症状で脳梗塞を疑えなんて無茶ですよって言いたくなるくらい非典型例が多いんだ．

23) Anathhanam S & Hassan A：Mimics and chameleons in stroke. Clin Med（Lond）, 17：156-160, 2017（PMID：28365629）

↑ **必読文献**．脳梗塞mimicsとカメレオンのreview.

24) George MG：Risk Factors for Ischemic Stroke in Younger Adults：A Focused Update. Stroke, 51：729-735, 2020（PMID：32078487）

↑ 若年脳梗塞のリスク因子について解説．若年（18～50歳）の脳梗塞は脳梗塞全体の10～15％を占める．若年者は心原性の塞栓（20～47％）が多い．若年であっても年配者と同じように，高血圧，脂質代謝異常症，糖尿病は脳梗塞のリスクになる．喫煙は若年者脳梗塞の高リスク因子である．低用量ピル，妊娠，前兆を伴う片頭痛などもリスクになり，前兆を伴う片頭痛＋低用量ピル＋喫煙の3つがそろうと脳梗塞のリスクは9倍になる．もやもや病，抗リン脂質抗体などの凝固異常，動脈解離，血管炎，膠原病，線維筋性異形成，RCVS（reversible cerebral vasoconstriction syndrome：可逆性脳血管攣縮症候群），感染性心内膜炎，ESUSなど若年でもいろいろな原因がある．

25) Hart RG, et al：Embolic strokes of undetermined source：the case for a new clinical construct. Lancet Neurol, 13：429-438, 2014（PMID：24646875）

↑ 脳梗塞の25％は原因不明でcryptogenic stroke（潜因性脳卒中）と呼ばれる．その多くは塞栓性脳梗塞が占めるため，独立した概念として，ESUSが提唱されたランドマーク論文．

26) Hart RG, et al：Embolic Stroke of Undetermined Source：A Systematic Review and Clinical Update. Stroke, 48：867-872, 2017（PMID：28265016）

↑ ESUSに関する9つの研究のシステムレビュー．ESUSは脳梗塞の9～25％（平均17％）を占める．平均年齢65歳と比較的若年（？若くないけど）．平均NIHSSは5点と軽症．多くは抗血小板薬で治療され，再発率は4.5％（2.7年のうちに再発する）．

27) Ntaios G : Embolic Stroke of Undetermined Source : JACC Review Topic of the Week. J Am Coll Cardiol, 75 : 333-340, 2020 (PMID : 31976872)

↑ ESUSのレビュー．ESUSはラクナ梗塞でもなく原因不明の脳梗塞で，全脳梗塞の約17％を占める．比較的若年の軽症脳梗塞に多く，4〜5％の再発率があり，抗凝固薬で再発予防ができると考えられている．

No way！アソー！モジモジ君の言い訳

～そんな言い訳聞き苦しいよ！
No more excuse！ No way！ アソー（Ass hole）！

×「いやぁ，頭痛があったら脳梗塞はまずないでしょう」

→後方循環の脳梗塞，特に小脳梗塞は頭痛が出やすいんだよ．TIAの方が脳梗塞より頭痛が出やすいんだ．

×「回転性めまいだけで，神経局在所見は全くないんで，とりあえず末梢性めまいということで」

→HINTS＋をきちんとして鑑別しないといけない．後方循環の脳梗塞ではめまい単独が54.3〜73％というから，真面目に診察しよう．

×「手と口がしびれるって，そんな脳梗塞ないでしょ」

→半身に症状が出ているので，手口感覚症候群として合致してるよ．

×「短期記憶障害があって，精神症状もありますし，精神科を呼びますね」

→眼は口ほどにものをいう．ホラ，垂直注視麻痺があるよね．これはPercheron梗塞に違いない．え？ なんでわかるのかって？ シマウマ探ししてるからこそ見つけられるんだよ．

？「●●先生が急にカタコト日本語で外人さんのまねしてます．これって脳梗塞ですか？」

→foreign accent syndromeを想起したあなたは賢い．でも●●先生は酔っぱらって騒いでいるだけでしょ．いつものこと（笑）．

林　寛之（Hiroyuki Hayashi）：福井大学医学部附属病院救急科・総合診療部

COVID-19がこれほど長引いて世のなかに影を落とすとは想像もできなかった．今年のERアップデートは残念ながら，沖縄もTDRも中止になってしまった．楽しみに待っていてくれたみんなにごめんなさいです，ホント．コロナ禍にも負けずに，患者さんのためにしっかり勉強して知識を蓄えましょう．福井大学ならではの，多施設での道場破り，じゃなくさまざまな臨床経験のみならず，アクティブな教育に，海外交流（あ，今は無理か），棒読み一座（ケアネット撮影参加），PhDの博士課程など多様性とチャレンジに満ちたプログラムを用意してあるので，ぜひ後期研修医の皆さん，福井に来てください！ 歌って笑えて賢い医者への虎の穴へようこそ，待ってるよ♪

1986　自治医科大学卒業
1991　トロント総合病院救急部臨床研修
1993　福井県医務薬務課所属　僻地医療
1997　福井県立病院ER
2011　現職

日本救急医学会専門医・指導医
日本プライマリ・ケア連合学会認定指導医
日本外傷学会専門医
Licentiate of Medical Council of Canada

★後期研修医大募集中！ 気軽に見学にどうぞ！ Facebook⇒福井大学救急部・総合診療部

対岸の火事 他山の石

研修医が知って得する日常診療のツボ

中島 伸

他人の失敗を「対岸の火事」と笑い飛ばすもよし，「他山の石」と教訓にするのもよし．研修医時代は言うに及ばず，現在も臨床現場で悪戦苦闘している筆者が，自らの経験に基づいた日常診療のツボを語ります．

その229

研修医の発表指導（前編）

当院ではCPC（clinicopathological conference：臨床病理症例検討会）のたびに初期研修医が5分間のプレゼンテーションを行うことになっています．内容はその症例に関係するテーマについて自分たちで調べてきたことです．今回は私が1年目研修医の発表の指導をすることになったので，その様子を紹介することにいたしましょう．

スライドづくりの基本

中 島「先生たちにはリフィーディング症候群と播種性血管内凝固症候群（disseminated intravascular coagulation：DIC）について調べて発表してもらおうか」

研修医A「じゃあ，私はリフィーディング症候群について発表します」

研修医B「そうすると，僕はDICですね」

中 島「本番の1週間前にスライドのチェックをしようか」

研修医AB「わかりました」

中 島「じゃあ頑張ってね」

そう言って帰ろうとしたところ，研修医Aに呼び止められました．

研修医A「スライドのつくり方について注意点とかありますか？」

中 島「まずはフォントをちゃんと選ぶことかな」

研修医A「フォント……ですか？」

中 島「プリントとスライドでは別のフォントを使うべきなんや」

明朝体系のフォントは紙にプリントされたときには読みやすいのですが，スライドで映すと読みにくくてしかたありません．ゴシック系の方がスライドには向いています．また，日本語と英語が混在する場合，日本語フォントで統一すると英語部分が読みにくくなりがちです．結局，私はプリントにもスライドにも日本語にも英語にも程よく使える“メイリオ”というフォントを愛用しています．

中 島「君たちもメイリオを使っておくと無難やぞ」

研修医A「わかりました」

中 島「そして次に大切なことは，1つのスライドに詰め込みすぎないことや」

研修医B「詰め込み？」

中 島「字が多すぎると読めたもんやないからな，よく“7 words，7 lines”と言われるんや」

これは英語のスライドについての諺ですが，「1行は7語まで，全体で7行までにしておけ」ということです．これを超えると読みにくくなります．日本語の場合は1行を20文字程度までにしておくとよいでしょう．

それと行間にも注意しなくてはなりません．行間が詰まりすぎていると縦に読むのか横に読むのかわからなくなってしまいます．行間を1.25行とか1.35行などにして，間違っても縦に読む人がいないようにしましょう．

見る人を引きつける構成

中 島「メイリオと“7 words，7 lines”だけでも好印象をもってもらえるぞ」

研修医A「そうします」

中 島「それと，見る人を引きつける構成が大切や」

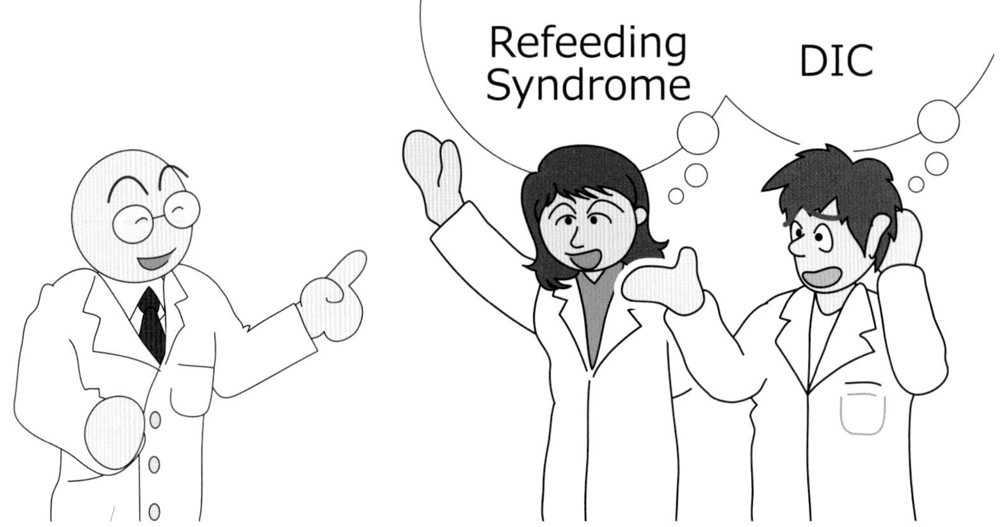

研修医B「ぜひ教えてください」

中　島「まずは『なぜ私はリフィーディング症候群をテーマにしたのか』からはじめよう」

研修医A「中島先生に与えられたテーマだからです」

中　島「それは真実やけど口に出したらアカン．今回の症例では，るい痩の患者さんに対して担当医がリフィーディング症候群を起こさないように注意しながら点滴や栄養状態の改善をはかっているのがカルテから読みとれるやろ．何度もリフィーディングという言葉が出てきているし」

研修医A「そうですね」

中　島「最初にそのことを言って『だから私はリフィーディング症候群について調べました』とするわけよ」

指導医に与えられたテーマだからというのが本音であっても，発表では建前を述べる必要があります．

中　島「最初になぜこのテーマを選んだのかを言って，途中は先生の調べたことを説明して，最後に締めくくりや」

研修医B「はい」

中　島「調べたことをこの症例にあてはめるとこうなります，と締めくくってくれ」

研修医A「今回はどうなるのでしょうか？」

中　島「それは自分で考えようよ．先生が何を言うか僕も楽しみにしているからな．『この症例ではリフィーディング症候群の要素は少ないと思います』でもいいし，『急激にカロリーを増やした結果，リフィーディング症候群を起こして死に至りました』でもいいよ．でもリフィーディング症候群で亡くなったなんて言ったら担当医に噛みつかれるからな」

研修医A「わかりました」

中　島「信念の発表で担当医に噛みつかれるのもCPCのおもしろいところやけどな」

研修医A「そんなあ」

いくら担当医に気をつかったとしても，観客席から「そんなもん，リフィーディング症候群で亡くなったに決まっとるやないか！」と余計なヤジを飛ばして炎上させてしまう人もいますが，研修医に無用な心配をさせる必要もありませんね．

UpToDateの活用

中 島「やれそうかな」
研修医A「調べ方について何かアドバイスいただけますか？」
中 島「1つあげるとしたらUpToDateやな」
研修医B「なんですか，それ？」
中 島「いわゆる二次情報というやつで，世界の最新の文献をその道の専門家が調べてまとめてくれているんや」
研修医A「そんな便利なものがあるんですか！」
中 島「そや．例えば『ハリソン内科学』でも改訂されるのは3年に1回ぐらいで，まして日本語版が出るのは少し遅れるやろ．でもUpToDateはそれぞれの項目が数カ月ごとに書き直されているから常に最新なんや．まさしく“up to date”やな」

当院では数年前にUpToDateが導入され，誰でも使えるようになっています．こんな便利なものを使わない手はありません．

中 島「しかも院長先生の指示で導入したわけやからな，『UpToDateにはこう書いてありました！』と言ったら喜んでもらえると思うよ」
研修医A「ぜひ使います．でも英語なんですよね」
中 島「英語は苦手か？」
研修医A「ずっと苦労してきました」
中 島「じゃあ裏技を教えてあげよう」
研修医B「裏技があるんですか，教えてください！」

医師人生をスタートしたばかりの人間にいきなり裏技を教えていいものかどうか，ちょっと迷いましたが，教えることにしました．

中 島「まずGoogle Chromeで英語を表示する．とりあえず“BBC News”でやってみよか」
研修医A「表示しました」
中 島「ここの画面上でマウスを右クリックして『日本語に翻訳』を選ぶんや」
研修医A「選びました」

すると…1秒かからないうちに英語の記事がすべて日本語に変換されてしまいました．記事どころか，ページ全体が日本語表示です．

研修医A「は，はやっ！」
中 島「驚いたか」
研修医A「衝撃です！」
研修医B「もう世のなかに怖いものがなくなりました」
中 島「無敵になったか．このことは君たちだけの秘密にしておけよ」
研修医AB「もちろんです！」

君たちだけの秘密，とか言いながらレジデントノートで紹介していたら意味不明ですね．確かに訳された日本語には少し変なところもありますが，それでも大意をとるには十分．特に抄読会などで，読むべき価値のある英語論文を選ぶのに大きな威力を発揮します．苦労して英語で読んだ論文が大したことなかった，というガッカリを避けることができるはずです．

ということで，研修医2人にテーマを与え，それぞれが調べて作成したスライドをチェックすることになりました．
つづきは次回に述べましょう．

中島　伸
（国立病院機構大阪医療センター脳神経外科・総合診療科）
著者自己紹介：1984年大阪大学卒業．
脳神経外科・総合診療科のほかに麻酔科，放射線科，救急などを経験しました．

2020年3月号（Vol.21 No.18）

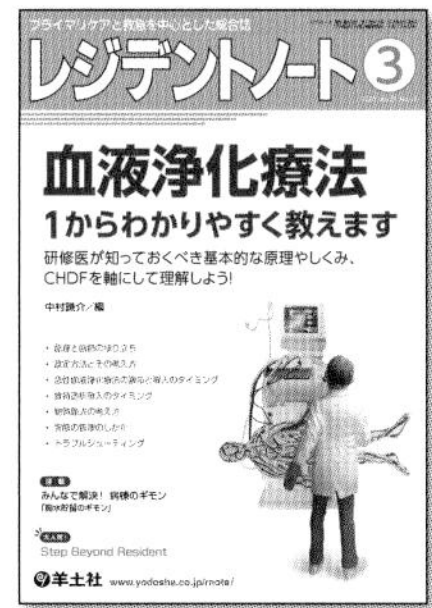

血液浄化療法 1からわかりやすく教えます

研修医が知っておくべき
基本的な原理やしくみ、
CHDFを軸にして理解しよう！

編集／中村謙介

2020年2月号（Vol.21 No.16）

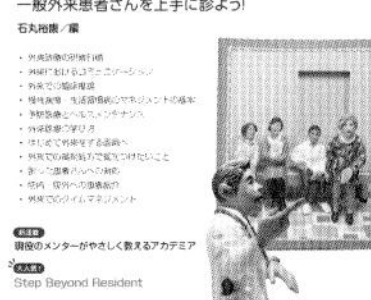

外来診療をはじめよう

救急や病棟とは一味違った
診療プロセスを意識して、
一般外来患者さんを上手に診よう！

編集／石丸裕康

2020年1月号（Vol.21 No.15）

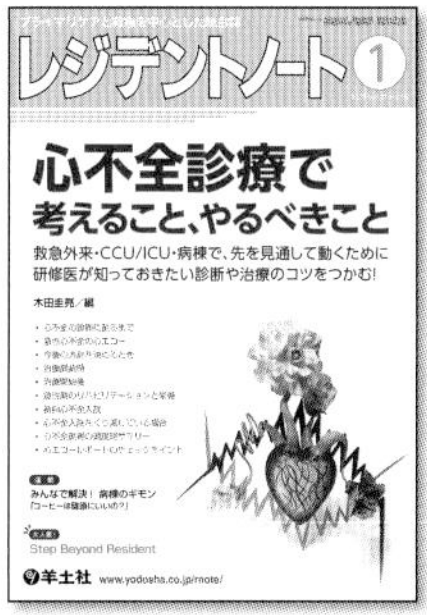

心不全診療で考えること、やるべきこと

救急外来・CCU/ICU・病棟で、
先を見通して動くために
研修医が知っておきたい
診断や治療のコツをつかむ！

編集／木田圭亮

2019年12月号（Vol.21 No.13）

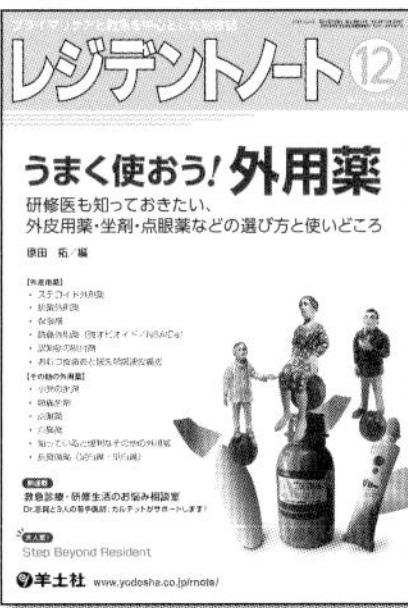

うまく使おう！外用薬

研修医も知っておきたい、
外皮用薬・坐剤・点眼薬などの
選び方と使いどころ

編集／原田　拓

2019年11月号（Vol.21 No.12）

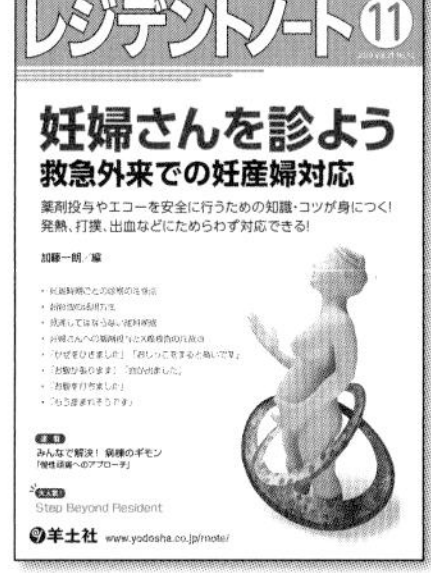

妊婦さんを診よう 救急外来での妊産婦対応

薬剤投与やエコーを安全に行うための
知識・コツが身につく！
発熱、打撲、出血などに
ためらわず対応できる！

編集／加藤一朗

2019年10月号（Vol.21 No.10）

救急でのエラー なぜ起きる？ どう防ぐ？

思い込み、行きちがい、ストレスなど
研修医がよく出合うシチュエーション
を認識しよう

編集／坂本　壮

以前の号はレジデントノートHPにてご覧ください ▶ www.yodosha.co.jp/rnote/

レジデントノート　次号 11月号 予告

（Vol.22 No.12）2020年11月1日発行

特　集

頭部画像が読めるようになる！（仮題）

編集／横田　元（千葉大学大学院医学研究院 画像診断・放射線腫瘍学）

“頭部画像の読み方が基本からしっかり身につく内容”をコンセプトとし，解剖や臨床所見と画像をリンクさせながら，異常に気付けるようになるための特集を目指します．救急外来での読影を想定し，CT読影を中心にMRIの使いどころにも触れ，教科書ではフォローしきれない箇所を含め，実際の臨床に沿った内容をご解説いただきます．

連　載

※タイトルはすべて仮題です．内容，執筆者は変更になることがございます．

◆ **編集部より** ◆

今月号は「ミミックとカメレオン」というユニークなタイトルで特集いたしました．読者の先生方のなかにも，救急でミミックやカメレオンに遭遇し，悩んだり悔しい思いをした経験のある方がおられるかと思います．本特集で臨床最前線の先生方にシェアしていただいた，罠にはまらないための考え方の数々を，救急での強い武器としてお役立ていただければ幸いです．それにしても，レジデントノートの表紙にカメレオンのオブジェが載る日が来るとは想像もしておりませんでした．　（清水）

レジデントノート

Vol. 22　No. 10　2020〔通巻302号〕
2020年10月1日発行　第22巻　第10号
ISBN978-4-7581-1650-3
定価　本体2,000円＋税（送料実費別途）

年間購読料
24,000円＋税（通常号12冊，送料弊社負担）
52,200円＋税（通常号12冊，増刊6冊，送料弊社負担）
※海外からのご購読は送料実費となります
※価格は改定される場合があります

郵便振替　00130-3-38674

発行人　一戸裕子
編集人　久本容子
副編集人　保坂早苗
編集スタッフ　田中桃子，遠藤圭介，清水智子
伊藤　駿，西條早絢
広告営業・販売　松本崇敬，中村恭平，加藤　愛
発行所　株式会社　羊　土　社
〒101-0052　東京都千代田区神田小川町2-5-1
TEL　03(5282)1211／FAX　03(5282)1212
E-mail　eigyo@yodosha.co.jp
URL　www.yodosha.co.jp/
印刷所　三報社印刷株式会社
広告申込　羊土社営業部までお問い合わせ下さい．

てんかん患者数約100万人に対して，てんかん専門医の数は約700人と圧倒的に少なく，日常のてんかん診療に携わる一般医は多い．てんかん発作は多種多様でとらえにくく，薬剤選択も簡単ではないため，てんかん診療をむずかしいと感じている一般医も少なくない．本書は，薬剤治療のノウハウを中心に，診療のポイントを図表とともにわかりやすく解説．また，どのような患者が脳神経外科治療の対象になるか，著者の豊富な経験を生かして伝授．薬剤師やメディカルスタッフの方にもおすすめの入門書．

■A5判　112頁
定価（本体2,400円+税）
ISBN978-4-7878-2458-5

一般医のための ベーシック てんかん診療

国立病院機構西新潟中央病院名誉院長
亀山　茂樹　著

目　次

診断と治療社
〒100-0014　東京都千代田区永田町2-14-2山王グランドビル4F
電話 03(3580)2770　FAX 03(3580)2776
http://www.shindan.co.jp/
E-mail:eigyobu@shindan.co.jp

(20.07)

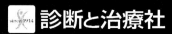

専門外でも不安にならない救急外来「はじめの一手」

監修
藤田医科大学病院
岩田充永

編集
国立病院機構名古屋医療センター
近藤貴士郎
東京都立多摩総合医療センター
綿貫　聡

日本では，救急外来の診療は救急科専門医以外の医師によって行われている現状がある．本書では，専門外領域で悩ましいと思うケースを中心に，冒頭に初期対応のフローを掲載し，症例を提示しながら対話形式でポイントを学べるようにまとめた．診療以外の諸対応で知っているとよいことなどもQ&A形式で学べる．

＼ここまでなら意外と対応できるかも！／

主な内容

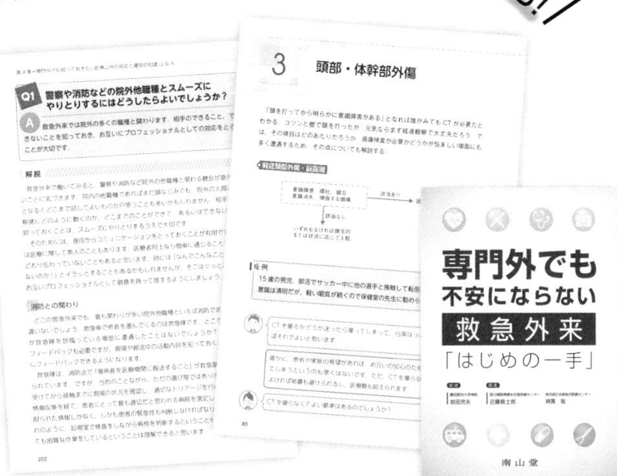

●A5判　261頁
●定価（本体3,200円+税）
●ISBN 978-4-525-41101-5
●2020年2月発行

詳しくはWebで

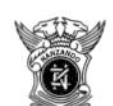

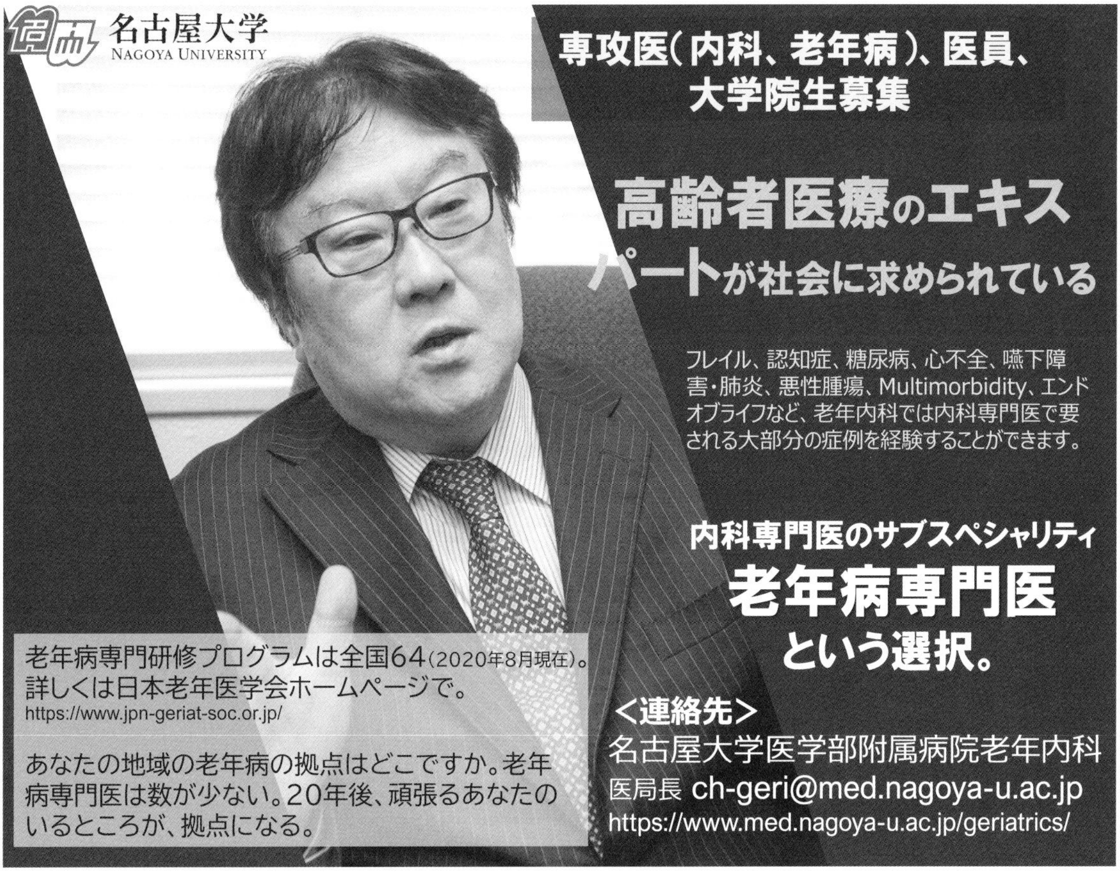

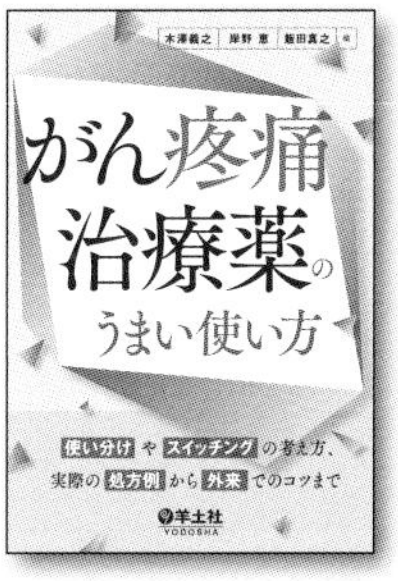

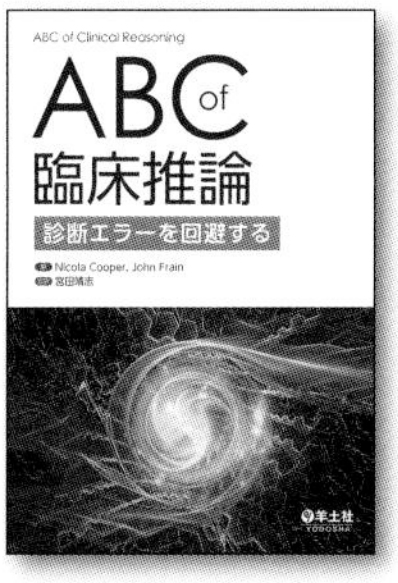

レジデントノート　10月号

掲載広告　INDEX

■ 企業

■ 病院